Die erfolgreiche Rheuma- und Gicht-Diät

Prof. Dr. Gerhard Wessel
Sonja Carlsson

Die erfolgreiche Rheuma- und Gicht-Diät

für niedrige Harnsäurewerte

Urania

Zum Thema »Gesunde Ernährung« sind im URANIA VERLAG erschienen:

Die Schlankformel: Weniger Fett – mehr Vitalstoffe (Nr. 565)

Der Diät-Kompaß (Nr. 572)

Die neue große Tabelle der Kalorien und Nährstoffe (Nr. 578)

Die richtige Ernährung für Ihr Baby (Nr. 576)

Abkürzungen:

EL	= Eßlöffel
TL	= Teelöffel
Msp.	= Messerspitze
TK -	= Tiefkühl-
l	= Liter
ml	= Milliliter
kg	= Kilogramm
g	= Gramm
kcal	= Kilokalorien
ca.	= circa
Min.	= Minute
Std.	= Stunde
°C	= Grad Celsius
F. i. Tr.	= Fett in der Trockenmasse

Die Deutsche Bibliothek – CIP-Einheitsaufnahme

Wessel, Gerhard:
Die erfolgreiche Rheuma- und Gicht-Diät für niedrige Harnsäurewerte / Gerhard Wessel ; Sonja Carlsson. – Leipzig ; Jena ; Berlin: Urania Verl., 1997
ISBN 3-332-00590-1
NE: Carlsson, Sonja

Titelgestaltung und Layout: **S/L Kommunikation, Igling**
Titelbild: **Dr. Muth PR, Hamburg**
Lektorat: **Dr. Reitter & Partner Verlag, Vaterstetten**
Satz: **Dr. Reitter & Partner Verlag, Vaterstetten**
Druck: **Westermann-Druck, Zwickau**

Printed in Germany
Gedruckt auf alterungsbeständigem Papier mit chlorfrei gebleichtem Zellstoff

Originalausgabe
ISBN 3-332-00590-1

Inhalt

Einleitung

Erkrankungen des rheumatischen Formenkreises

Im allgemeinen Sprachgebrauch werden mit dem Begriff »Rheuma« Krankheiten verknüpft, die fließende und ziehende Schmerzen am Bewegungsapparat verursachen und vielfach mit Bewegungsbehinderungen einhergehen. Er wird dem wissenschaftlichen Sprachgebrauch aber nicht gerecht, und er sollte lediglich noch in Wortverbindungen wie z. B. »Rheuma-Kur«, »Rheuma-Bad« und anderen verwendet werden. Er ist nur aus der geschichtlichen Entwicklung zu verstehen. Im griechischen Altertum wurden die beiden Begriffe »Rheuma« und »Katarrh« gleichwertig für verschiedene Krankheiten verwandt, bei denen man einen »Fluß von Schleim aus dem Gehirn in andere Körperteile« annahm. Der römische Arzt Galen schuf den Begriff »Arthritis«, und De Baillou gebrauchte die Bezeichnung »Rheumatismus« für eine allgemeine Erkrankung des Stütz- und Bewegungsapparats. Unter Wahrung der Tradition und unter praktischen Aspekten sowie bei Verzicht auf die Begriffe »Rheuma« und »Rheumatismus« werden heute unter dem rheumatischen Formenkreis Krankheiten zusammengefaßt, die sich am Stütz- und Bewegungsapparat (Muskeln, Sehnen, Knochen, Bänder, Muskelhüllen) abspielen, die Schmerzen und/oder Bewegungseinschränkungen verursachen und von denen möglicherweise innere Organe (Herz, Lungen, Leber, Magen-Darm-Kanal, Nieren) sowie die Haut, Sinnesorgane (Augen) und andere Organe mitbetroffen sind. Die zahlreichen Krankheits- und Erscheinungsformen (es gibt etwa 400) unterscheiden sich dabei bezüglich Ursache, Entwicklung, klinischem Bild, Verlauf und Schwere, ihrer Dauer und Heilungschancen und letztlich der Behandlung.

Es gibt etwa 400 rheumatische Erkrankungsformen.

Stark gekürzt und vereinfacht läßt sich eine Gruppierung wie folgt vornehmen:

- Entzündlich-rheumatische Krankheiten (chronische Polyarthritis, Spondylitis ankylosans u. a.),
- degenerative (degenerativ-rheumatische) Krankheiten der Gelenke (Ar-

throsen) und der Wirbelsäule (Bandscheibenschaden, Verschleißzeichen an der Wirbelsäule, Arthrose der Zwischenwirbelgelenke),
- Weichteilrheumatismus (Muskelrheumatismus u. a.),
- Kristallarthropathien, Gicht (Arthritis urica), Chondrokalzinose,
- Erkrankungen des Knochens (Osteoporose u. a.).

Diese Vielschichtigkeit zwingt zur exakten Abklärung des einzelnen Falles, um Fehldiagnosen bzw. Fehlentscheidungen und damit Fehlbehandlungen zu vermeiden und die notwendigen Voraussetzungen für eine zielgerichtete, der Schwere der Krankheit angemessene zeitgerechte Behandlung zu schaffen.

Sie beruht auf vier Säulen, die bei den einzelnen Krankheiten in unterschiedlichem Maße und vom Verlauf bestimmt zum Tragen kommen. »Das richtige Verfahren beim richtigen Patienten mit der richtigen Diagnose zum richtigen Zeitpunkt«: der medikamentösen Therapie, der operativen Therapie, der physikalischen Therapie einschließlich Krankengymnastik, Balneotherapie, Ergo- und Sporttherapie sowie der Psychotherapie, ergänzt durch Allgemeinmaßnahmen wie Lagerung, Orthesen (Mieder) u. a. sowie nicht zuletzt durch diätetische Verfahren.

Gegenstand der Einführung ist die Darstellung von »rheumatischen« Krankheiten in ihren klassischen Erscheinungsformen, mit Schwerpunktsetzung und damit Beschränkung auf morbiditätsstatistisch häufige und die Lebensqualität der Betroffenen mindernde sowie damit die Prognose (bezüglich Schwere und Dauer des Verlaufs, Behinderung bis zur Versteifung) bestimmende Krankheiten.

Die Vielschichtigkeit der rheumatischen Erkrankungen zwingt zur exakten Abklärung des einzelnen Falles.

Grundsätzlich – und das gilt letztlich für alle Krankheiten des rheumatischen Formenkreises – ist den Patienten eine »vernünftige Diät« zu empfehlen: reich an Vitaminen und Spurenelementen, kalorisch knapp und eiweißreich mit einem Proteinanteil von 20 bis 25 %, einem Kohlenhydratanteil von 45 % und einem Fettanteil von 30 % mit Bevorzugung cholesterinarmer Fette und einem hohen Anteil an mehrfach ungesättigten Fettsäuren.

Entzündlich-rheumatische Krankheiten (inklusive Gicht)

Die chronische Polyarthritis (cP, Rheumatoid-Arthritis) betrifft vorwiegend die Gelenke, aber auch Sehnenscheiden, Schleimbeutel, Gefäße, Augen, seröse Häute und innere Organe (Herz, Lungen, Nieren) können einbezogen werden. Sie tritt häufiger bei Frauen (zu 50 % vor dem 45. Lebensjahr) als bei Männern auf.

Die Krankheit beginnt meist schleichend mit Befall zunächst vornehmlich kleiner Gelenke an den Fingern und den Zehen – in der Regel symmetrisch –, schreitet dann fort mit Einbeziehung weiterer Gelenke, der Hand-, der Ellenbogen-, der Sprung- und Kniegelenke, auch der Schulter- und Hüft- und schließlich der Kiefergelenke und mit Einbeziehung der Halswirbelsäule.

Die Gelenke sind geschwollen, druckschmerzhaft (z. B. beim Begrüßungs-Händedruck), bewegungseingeschränkt bis hin zur Versteifung, es kommt zu unterschiedlichen Fehlstellungen in der Hand, z. B. zur Unfähigkeit zum Faustschluß und zu Schwierigkeiten bei der Durchführung von Alltagsbewegungen.

Labortechnische Befunde dienen der diagnostischen Zuordnung und der Aktivitätsbeurteilung.

Die unterschiedlich ausgeprägten Deformierungen, Zerstörungen und Versteifungen führen außer den zum Teil heftigen Schmerzen zu einer starken Beeinträchtigung des Befindens und des Allgemeinzustandes, zu einer wiederholten, krankheitsbedingt notwendigen Unterbrechung der Arbeit, zur vorzeitigen Berufs- und Erwerbsunfähigkeit, auch zur Behinderung im Alltag und zur Abhängigkeit von anderen (soziale Dienste).

Labortechnische Befunde dienen der diagnostischen Zuordnung bzw. Abgrenzung (Rheumafaktor-Nachweis) und der Aktivitätsbeurteilung (Blutsenkung u. a.).

Es gibt zwei Sonderformen der cP im Kindesalter, die juvenile cP (meist nur einzelne Gelenke) und das Still-Syndrom (zahlreiche Gelenke, Einbeziehung innerer Organe, Wachstumsstillstand).

Beim Sjögren-Syndrom handelt es sich um eine autoimmunbedingte Erkrankung der Speichel- und Tränendrüsen mit trockenem Mund und trockenen Augen.

Das akute rheumatische Fieber ist heute sehr selten geworden. Es handelt sich um eine akute Entzündung, z. B. von Knie-, Sprung-, Hand- und Ellenbogengelenken, die 2 bis 3 Wochen nach einer Mandelentzündung auftritt, in der Regel dauert sie einige Tage. Entscheidend ist die Beteiligung des Herzens mit der Entwicklung von Herzklappenfehlern.

Unter dem Begriff Spondylarthritiden (Spondylarthropathien) werden entzündlich-rheumatische Erkrankungen zusammengefaßt, die bestimmte Gemeinsamkeiten aufweisen.

Es handelt sich dabei unter anderem um folgende Krankheiten:

- Spondylitis ankylosans (Bechterewsche Erkrankung),
- Osteoarthropathia psoriatica (Arthritis psoriatica),
- reaktive Arthritiden, z. B. Morbus Reiter und Yersinia-Arthritis,
- Enteroarthropathien.

Charakteristika und Gemeinsamkeiten der verschiedenen rheumatischen Erkrankungen

Zu den Charakteristika und Gemeinsamkeiten zählen: Nicht-symmetrische Entzündungen einzelner Gelenke, Beteiligung der Wirbelsäule und der Kreuz-Darmbeinfugen, schmerzhafte Veränderungen an den Sehnenansatzstellen, vielgestaltige Veränderungen an Schleimhäuten und der Haut sowie den Hautanhangsgebilden, unter anderem als Binde- und Regenbogenhautentzündung, Entzündung der Mundschleimhaut, des Magens und des Darms sowie der Harnröhre und der Scheide, schuppenflechtenartige Hautausschläge und Nagelveränderungen (Krümelnägel, Ölflecke).

Die klinisch bedeutsamste Krankheit aus dieser Gruppe ist die Spondylitis ankylosans (sog. Bechterewsche Erkrankung), eine chronisch-entzündliche Erkrankung der Wirbelsäule und zumeist stammnaher Gelenke (Schulter- und Hüftgelenke). Vielfach ist das Auge beteiligt, in Form einer Regenbogen- und Aderhautentzündung. Im Frühstadium klagen die Patienten über Anfälle von Ischias und Hexenschuß, auch über Schmerzen in der Nacken- und Schultermuskulatur, später über tiefsitzenden Kreuzschmerz mit Ausstrahlung in die Oberschenkel. Schließlich verstärken sich diese Beschwerden, und der Patient ist jetzt durch schmerzhafte Bewegungsbehinderungen von Teilen oder der ganzen Wirbelsäule beeinträchtigt. Hinzu kommen Schmerzen in der Fersengegend und im Bereich des Brustbeins. Im Endstadium liegt eine völlige Aufhebung der Beweglichkeit der Wirbelsäule vor.

Die Osteoarthropathia psoriatica (Psoriasisarthritis) tritt bei ca. 5 bis 7 % der Patienten mit Schuppenflechte auf, und sie ist charakterisiert durch asymmetrische Arthritis einzelner oder mehrerer Gelenke, mit Einbeziehung der Fingerendgelenke mit »Befall im Strahl«, d. h. Fingergrund-, -mittel- und -endgelenke, unter Ausprägung eines sogenannten »Wurstfingers« (analog »Wurstzehen«).

Bei den reaktiven Arthritiden handelt es sich um Gelenkentzündungen mit oder ohne Beteiligung des Achsenskeletts im Gefolge bakterieller Infektionen im Bereich des Magen-Darm-Kanals und der ableitenden Harnwege, ohne daß im Gelenkerguß z. B. die auslösenden Keime nachweisbar wären, wie es beispielsweise bei bakteriellen Entzündungen der Gelenke der Fall ist.

Das Reiter-Syndrom tritt vorwiegend bei jüngeren Männern auf. Hauptsymptome sind die Gelenkentzündung (Arthritis), Bindehautentzündung (Konjunktivitis) und eine Entzündung der Harnröhre (Urethritis). Meist sind nur einzelne Gelenke befallen, insbesondere die Großzehengrund-, die oberen Sprung- und die Knie-

Etwa zwei Prozent der erwachsenen Bevölkerung leiden an Gicht.

gelenke. Meist klingt die Erkrankung ohne bleibende Schäden an Gelenken und der Wirbelsäule ab.

Die Yersinia-Arthritis wie auch die anderen Arthritiden dieser Gruppe machen ein ähnliches Bild mit nicht-symmetrischem Befall meist einzelner Gelenke, der unteren Gliedmaßen, mit und ohne Beteiligung der Wirbelsäule. Voraus geht eine Entzündung des Darms, in der Regel 1 bis 2 Wochen vor der Gelenksymptomatik.

Unter dem Begriff Kollagenosen werden einige seltene Krankheitsbilder zusammengefaßt, bei denen Immun- und Autoimmunprozesse unterschiedlichen Ausmaßes eine gewichtige Rolle spielen, so zum Beispiel beim Systemischen Lupus erythematodes. In der Regel treten bei den Kollagenosen Symptome seitens der Gelenke – Gelenkschmerzen und -entzündungen – gegenüber den diagnostisch richtungsweisenden Veränderungen der Haut und den prognostisch bestimmenden an den inneren Organen (Niere, Lungen, Herz, Magen-Darm-Kanal) an Bedeutung zurück.

Die sogenannte Polymyalgia rheumatica (Riesenzellarteriitis) ist eine Erkrankung, die vorwiegend im 6. und 7. Lebensjahrzehnt auftritt. Bestimmend sind Schmerzen sowie Druckempfindlichkeit der Nacken-, Schulter- und Oberarmmuskulatur sowie der des Beckens und der Oberschenkel, mit Bewegungsbehinderung meist morgens. Begleitet ist die Symptomatik von einem allgemeinen Krankheitsgefühl und Gewichtsverlust, so daß im Zusammenhang mit einer stark beschleunigten Blutsenkung nicht selten zunächst an einen bösartigen Tumor gedacht wird.

Gicht (Arthritis urica): Die Häufigkeit der Wohlstandskrankheit »Gicht« wird nach neueren Statistiken auf 1 bis 2 % der erwachsenen Bevölkerung in Deutschland geschätzt.

Vorwiegend erkranken Männer, mit dem ersten Gichtanfall um das 40. bis 45. Lebensjahr. Pathophysiologisch steht bei der Entstehung einer Gicht die Erhöhung des Harnsäurespiegels (Hyperurikämie) im Mittelpunkt, mit Harnsäurewerten über 7 mg/100 ml Serum bei Männern und über 6 mg/100 ml bei Frauen. Der erhöhte Harnsäurespiegel im Serum hängt dabei von einem vermehrten Anfall von Purinen (erhöhte Purinaufnahme aus der Nahrung, insbesondere aber von einer endogen, im Stoffwechsel des Körpers gesteigerten Purinsynthese) und einer verminderten Ausscheidung von Harnsäure ab.

Die Überproduktion wird bei der sog. primären Gicht durch spezifische Enzymdefekte mit der Neubildung von Purinen bestimmt, bei der sog. sekundären Gicht kommt es bei Blutkrankheiten und einer Reihe von Medikamenten sowie durch Alkoholgenuß zu einer Erhöhung der Harnsäurebildung.

Andererseits führt die verminderte Harnsäureausscheidung zu einer Erhöhung des Harnsäurespiegels.

Nach einem jahrzehntelangen Vorstadium der symptomlosen Hyperurikämie tritt um das 45. Lebensjahr der erste Gichtanfall auf, eine hochakute und äußerst schmerzhafte arthritische Attacke, mit Schwellungen, Rötungen, Bewegungsschmerz und hoher Berührungsempfindlichkeit, oft nachts, unbehandelt Stunden bis Tage anhaltend.

Es folgen interkritische symptomfreie Phasen, in Intervallen von zunächst 6 bis 24 Monaten, später dann in immer kürzeren Abständen, von akuten Gichtanfällen unterbrochen. Bei fehlender oder ungenügender Behandlung entwickelt sich nach 10 bis 15 Jahren eine chronische Gichtarthropathie mit beträchtlichen Gelenkzerstörungen und mit schweren Funktionseinschränkungen durch Knochentophi und begleitet von Weichteiltophi an den Ohrmuscheln, im Bereich der Ellenbogen-, Hand-, Finger-, Knie- und Zehengelenke und an der Achillessehne. Bei den Tophi (Einzahl Tophus) handelt es sich um Ablagerungen von Mononatriumurat in den Geweben, in Knotenform von Stecknadelkopf- bis Erbsengröße.

Aufgrund ihrer extraartikulären, d. h. außerhalb der Gelenke gelegenen Organmanifestationen und wegen ihrer Verknüpfung mit anderen Krankheiten gilt die Gicht heute nicht mehr allein als Gelenkerkrankung (Arthritis urica), sondern als eine zum Teil schwere Allgemeinerkrankung mit Kristallablagerungen an den Nieren und Harnsäuresteinen, mit Bluthochdruck, Übergewicht und Störungen im Kohlenhydratstoffwechsel, mit klinisch manifestem und klinisch asymptomatischem Diabetes mellitus sowie Hyperlipoproteinämie (Erhöhung der Cholesterin- und Triglyceridwerte) und Fettleber.

Eine verminderte Harnsäureausscheidung führt zu einer Erhöhung des Harnsäurespiegels.

Die Therapie der Gicht verfolgt als Ziele:

- Behebung eines akuten Gichtanfalls durch Medikamente,
- Dauertherapie und Rezidivprophylaxe von Gichtattacken durch Reduzierung der Harnsäurebildung und Beschleunigung der Harnsäureausscheidung,
- Prophylaxe von Komplikationen bzw. sekundäre Prävention der Entstehung von Gelenkdeformierungen und Funktionsverlusten sowie der Bildung von Nierensteinen und der Entwicklung von Komplikationen seitens der Niere.

Die entscheidende Maßnahme bei Gicht ist eine purinarme Kost.

Dabei kommt neben einer »vernünftigen« Diät, also diätetischen Maßnahmen in Form der Verabfolgung einer purinarmen Kost, eine entscheidende Rolle zu.

Bei der Chondrokalzinose (Pseudogicht) treten nach Ablagerungen von Kalzium-Pyrophosphat-Kristallen im Faserknorpel akute und chronische Entzündungen in meist größeren Gelenken (Knie-, Hand- und obere Sprunggelenke) auf, vornehmlich bei älteren Patienten.

Degenerativ-rheumatische Krankheiten der Gelenke und der Wirbelsäule

Die Arthrose ist die Folge eines Mißverhältnisses zwischen Belastung und Belastbarkeit des Knorpels

Bei der Arthrose handelt es sich um Knorpelerkrankungen. Die Arthrose ist die Folge eines Mißverhältnisses zwischen tatsächlicher Belastung und möglicher Belastbarkeit des Knorpels, mit Knorpelverschleiß, mit einer Reihe prägender Begleitprozesse und mit klinischen Symptomen, Schmerzen, Funktionseinschränkungen unterschiedlichen Ausmaßes in den betroffenen Gelenken.

Der Gelenkknorpel weist zwei wichtige Funktionen auf. Er stellt die schützende Oberfläche dar, die in Verbindung mit der Synovia (Gelenkschmiere) ein reibungsloses Gleiten der gelenkbildenden Knochenanteile bei der Bewegung erlaubt, und er ist für die Kraftaufnahme (Stoßdämpferfunktion) verantwortlich. Mit Entwicklung einer Athrose gehen diese Funktionen verloren. Es kommt zur Auffaserung und schließlich zum Verlust des Knorpels, begünstigt durch eine Entzündung der Gelenkinnenhäute, die zu einem Erguß und insbesondere zu einer reflektorisch-schmerzhaften Bewegungseinschränkung, bei wiederholtem Auftreten schließlich zur Instabilität, auch zu Kontrakturen aufgrund von Kapsel-, Band- und Muskelverkürzungen führen kann, der Knorpelverlußt ist letztendlich für die klinischen Äußerungen verantwortlich.

Unterschieden wird zunächst einmal zwischen primären und sekundären Arthrosen. Bei den primären Arthrosen ist die Ursache der gestörten Knorpellfunktion unbekannt. Sekundäre Arthrosen entstehen auf dem Boden einer sogenannten präarthrotischen Deformität, mit Inkongruenz oder Fehlstellung, und angeborenen und erworbenen Veränderungen innerhalb oder außerhalb des Gelenks, die durch das Mißverhältnis zwischen Beanspruchbarkeit und Beanspruchung der Gelenke zur Entwicklung einer Arthrose führen.

Dazu gehören angeborene oder erworbene Gelenk- und Achsenfehlstellung (z. B. X- oder O-Beine), Übergewicht und sportliche Überlastung sowie Folgen von Unfällen und Verletzungen.

Die klinischen Befunde und die Beschwerden richten sich nach dem betroffenen Gelenk. Dennoch weist der Gelenkbefall einige Gemeinsamkeiten auf, das gilt insbesondere für die sogenannten tragenden Gelenke (Knie- und Hüft- sowie obere Sprunggelenke): Anlauf-, Belastungs-, Ermüdungs-Endphasenschmerz, später Ruhe- und Nachtschmerz, Bewegungseinschränkung, Kapselverdickung, Kapseldruckschmerz, fühlbares Reiben, Fernschmerz an typischer Stelle, Fehlstellung, Muskelatrophie im fortgeschrittenen Stadium.

Zu den bedeutsamsten Lokalisationen zählen die Gonarthrose (Kniegelenkarthrose) und die Koxarthrose (Hüftgelenkarthrose), die zu schmerzhaften Bewegungseinschränkungen und vielfach auch zu Kontrakturen führen, einer operativen Behandlung bedürfen und nicht selten der Einsetzung eines künstlichen Gelenkes, einer Endoprothese.

Bei den Heberdenschen Knoten handelt es sich um knöcherne schmerzhafte Auftreibungen in den Fingerendgelenken, oft als Gichtknoten fehlgedeutet, nur anfänglich schmerzhaft, später mehr ein kosmetischer Defekt.

Bei der Bouchard-Arthrose handelt es sich um degenerative Veränderungen im Bereich der Fingermittelgelenke und bei Rhiz-Arthrose im Daumensattelgelenk.

Degenerative Veränderungen der Wirbelsäule

Unter diesem Oberbegriff werden subsumiert:

- Chondrose/Osteochondrose: Bandscheibenschaden,
- Spondylose: Verschleißerscheinungen an der Wirbelsäule, »Randzacken«,
- Spondylarthrose: Arthrose der Zwischenwirbelgelenke.

Zu den Komplikationen zählen:

- Versteifung der Wirbelsäule bei Verschmelzung benachbarter Randwülste (»Randzacken«),
- Bandscheibenvorfall, Gefahr der Einklemmung von Nervenwurzeln und des Rückenmarks.

Nach dem 50. Lebensjahr sind etwa bei der Hälfte der Untersuchten degenerative Veränderungen festzustellen, nach dem 60. und ab dem 70. Lebensjahr bei 90 bis 100 %.

Es bedarf jedoch des Hinweises, daß oft erhebliche Diskrepanzen zwischen dem Ausmaß des röntgenologischen Befundes (Verschmälerung von Bandscheiben, Randwülsten, -zacken, Gelenkspaltverschmälerung im Bereich der kleinen Wirbelgelenke) und der Intensität der Beschwerden bestehen. Selbst höhergradi-

Die klinischen Befunde und die Beschwerden richten sich nach dem betroffenen Gelenk.

ge Röntgenveränderungen bleiben nicht selten ohne klinischen Krankheitswert, andererseits können bei einem normalen Röntgenbefund starke Beschwerden bestehen.

Der Schmerz wird ausgelöst durch Kompression oder Dehnung der spinalen Nervenwurzel infolge eines Bandscheibenvorfalls oder durch Einengung der Zwischenwirbellöcher, schließlich auch durch arthrotische Veränderungen im Bereich der Zwischenwirbelgelenke mit Dehnung der sehr schmerzempfindlichen Gelenkkapsel dieser kleinen Gelenke. Hinzu treten Lockerungen im Bewegungssegment mit feinen Verschiebungen der Wirbel gegeneinander, eine Überbeanspruchung der Muskeln mit Schmerzzuständen, zum einen durch eine Muskelverkrampfung und zum anderen durch den Zug am Sehnenansatz am Knochen ausgelöst.

Typisch für einen Bandscheibenvorfall sind die sogenannten Fernschmerzen.

Bevorzugt betroffen sind die untere Hals- und die Lendenwirbelsäule. Im Bereich der Halswirbelsäule klagen die Patienten über dumpfe Kopfschmerzen in der Hinterhauptgegend, zuweilen mit Ohrensausen und migräneartigen Schmerzzuständen verbunden, zu beobachten oft erstmals bei plötzlicher Drehung des Kopfes, meist nach hinten (Autofahren rückwärts). Zu weiteren Symptomen zählen Gleichgewichts- (Schwindel, Gangunsicherheiten) und Augenstörungen (Augenschmerz, Augenflimmern, Nebelsehen, Tränenfluß) sowie gelegentlich psychische (depressive) Verstimmungen und Konzentrationsschwäche.

Durch die Prozesse in der unteren Halswirbelsäule können Schmerzen im Bereich der Muskulatur des Nackens und des Schulter-Oberarmbereiches verursacht werden.

Am häufigsten gibt ein lumbales spondylogenes Syndrom Anlaß zur ärztlichen Konsultation. Charakteristisch sind ganz erhebliche Verspannungen und ein ausgeprägter Druck- und Bewegungsschmerz der benachbarten Lendenmuskulatur; über eine schmerzbedingte Kontraktur der Muskeln kommt es zur Streckhaltung und Bewegungsstarre im entsprechenden Wirbelsäulensegment. Bei der Ischialgie werden zusätzlich Symptome auch im Versorgungsgebiet des Nervus ischiadicus (»Ischiasnerv«) gefunden.

Im Falle eines Bandscheibenprolapses (Protrusion: Vorwölbung, Prolaps: Vorfall) kommt es nicht nur zu lokalen Schmerzen, sondern auch zu Schmerzen im Ausbreitungsbereich der betroffenen Nerven (Fernschmerz). Zu weiteren Symptomen zählen Auslösung bzw. Steigerung der Schmerzen durch Pressen, Husten u. a., Sensibilitätsstörungen (Taubheitsgefühl, Gefühllosigkeit), motorische Ausfälle,

Lähmung z. B. der Fußheber und Zehenheber, Reflexstörungen und Dehnungsschmerz.

Extraartikuläre rheumatische Erkrankungen, Weichteilrheumatismus

Bei dieser zahlenmäßig sehr häufigen Gruppe – etwa 70 % aller rheumatischen Erkrankungen – handelt es sich um schmerzhafte und funktionsbeeinträchtigende entzündliche und nicht-entzündliche krankhafte Zustände der Muskeln, des Muskel-Sehnenapparates, der Sehnenansätze, der Sehnen und Sehnenscheiden, des Unterhautbinde- und Fettgewebes, der Schleimbeutel und auch von Gewebe in der Nachbarschaft von Gelenken.

Zu den auslösenden Faktoren zählen Fehl- und Überbelastungen, neurologische Faktoren (Reflexmechanismen), Verletzungen, auch sogenannte Mikrotraumen, weiterhin Kälte bzw. Abkühlung, Zugluft, Feuchtigkeit und Witterungseinflüsse, schließlich psychische, hormonale und metabolische Faktoren, auch Infektionen.

Krankheiten des Knochens und des Knorpels mit rheumatischen Symptomen

Die Besprechung dieses Themenkomplexes macht noch einmal die Spannbreite des »rheumatischen Formenkreises« deutlich. Es handelt sich um Krankheiten, die sowohl systemisch im Organ »Knochen« auftreten (Osteoporose, Osteomalazie, Hyperparathyreoidismus) als auch lokalisiert, wobei nur einzelne Abschnitte der Knochen befallen sind (Morbus Paget, Knochennekrosen, Sarkoidose, Knochentumoren).

Durch Ihre Häufigkeit stellt die Osteoporose zunehmend ein medizinisches sowie sozio-ökonomisches Problem dar. In Deutschland wird die Zahl Osteoporosekranker auf 6 bis 8 Millionen geschätzt, die Kosten werden auf mehr als 2 Milliarden Mark veranschlagt.

In Deutschland gibt es etwa 6 bis 8 Millionen Osteoporosekranker.

Auf dem Internationalen Osteoporose-Symposium in Hongkong wurde 1993 die Osteoporose wie folgt definiert: Die Osteoporose ist eine systemische Skeletterkrankung, die gekennzeichnet ist durch niedrige Knochenmasse und eine Verschlechterung der Mikroarchitektur des Knochengewebes mit daraus folgender Zunahme der Knochenbrüchigkeit und einem erhöhten Frakturrisiko.

Für das Vorliegen einer Osteoporose gibt es typische Untersuchungsbefunde.

Symptome: Klagen der Patienten über Rückenschmerzen im Brust- und insbesondere im Lendenbereich, mehr diffus, seltener an umschriebener Stelle, und unter körperlicher Belastung im Tagesablauf an Heftigkeit zunehmend, gelegentlich auch in die Beine ausstrahlend, sowie über ein Gefühl auch der Schwäche und Durchbrechgefühls des Rückens.

Auf das Vorliegen einer Osteoporose weisen folgende Untersuchungsbefunde hin: Rundrücken (»Witwenbuckel«), Abnahme der Körpergröße um 5 bis 10 cm (manchmal bis 15 cm), »Längerwerden der Arme«, Einengung des Raums zwischen unterem Rippenbogen und Beckenkamm, tannenbaumähnliche Hautfaltenbildung am Rücken, Vorwölbung des Bauches, verspannte Rückenmuskulatur.

Röntgendiagnostik, Laboruntersuchungen und weitere Maßnahmen (Knochendichtemessung, in Einzelfällen feingewebliche Untersuchungen) dienen der weiteren Abklärung wie auch der Abgrenzung gegenüber anderen Erkrankungen des Knochens.

Es ist zu betonen, daß es nicht die oder nur eine Osteoporose gibt, sondern mehrere Formen von unterschiedlicher Bedeutung. Die häufigsten Formen sind die sog. primären Osteoporosen, bei denen außer dem Ausfall der Sexualhormone (Typ I-, postmenopausale Osteoporose) bei jeder dritte oder vierte Frau nach den Wechseljahren und dem Bewegungsmangel (Typ II-, senile Osteoporose) bei Frauen und Männern nach dem 70. Lebensjahr keine wesentlichen Ursachen bekannt oder zu diagnostizieren sind.

Bei den sekundären Osteoporosen handelt es sich um Formen, die sich z. B. bei einer Zuckerkrankheit, einer Überfunktion der Schild- und Nebenschilddrüsen, bei chronisch-entzündlichen Gelenkerkrankungen, nach Magenoperation, bei chronischen Erkrankungen des Darms, der Leber und der Bauchspeicheldrüse sowie auch insbesondere der Nieren entwickeln sowie nach längerer und hochdosierter Prednisolonbehandlung; unbedenklich sind dabei Dosen unter 6,5 mg täglich.

Differentialdiagnostisch sind von der Osteoporose die Osteomalazie, bei Vitamin-D-Mangel und Vitamin-D-Stoffwechselstörungen und der Hyperparathyreoidismus (Überfunktion der Nebenschilddrüsen) abzugrenzen.

Wichtig, weil relativ häufig, sind definierte Mischformen einer Osteopathie mit den feingeweblichen Befunden einer Osteomalazie und eines Hyperparathyreoidismus sowie einer Osteoporose, bei chronischen Erkrankungen der Niere (renale Osteopathie) und des Magen-Darm-Kanals (gastrointestinale Osteopathie).

Ausblick

Einleitend wurde eine kurze Übersicht über den »rheumatischen Formenkreis« und seine unterschiedlichen Erscheinungsformen gegeben, unter Einbeziehung auch der Gicht und der metabolischen Knochenerkrankungen, mit einer Darstellung ausgewählter Krankheitsbilder. Sie erfordern eine gezielte Abklärung und Abgrenzung und ein differenziertes Vorgehen, das sich bei der chronischen Polyarthritis anders gestaltet als beim »Muskelrheumatismus«, bei den degenerativen Gelenkserkrankungen anders als bei der Gicht, bei den degenerativen Erkrankungen der Wirbelsäule anders als bei der Osteoporose. Sie verlangen aber eine Berücksichtigung aller Aspekte der Verursachung wie der Krankheitsprozesse und der Ausschöpfung aller therapeutischen Möglichkeiten, auch und insbesondere der »natürlichen Heilweisen« und dabei namentlich der diätetischen Einflußmöglichkeiten. Ihre Angriffspunkte und Einflüsse sowie Wirkungen darzustellen, hat sich dieses Buch zur Aufgabe gemacht!

Prof. Dr. med. Gerhard Wessel

Beginnen Sie heute mit den vorbeugenden Maßnahmen, schieben Sie sie nicht auf. Warten Sie nicht erst ab, bis Beschwerden auftreten oder gar Knochenbrüche Sie an Ihre guten Vorsätze denken lassen. Schaffen Sie so die Voraussetzungen, »aufrecht ins Alter gehen« zu können!

Ernährung bei Rheuma-Erkrankungen

Der Ausbruch der Erkrankung hängt von äußeren Faktoren ab, die sich beeinflussen lassen.

Bereits der griechische Arzt Hippokrates (460 bis 377 v. Chr.) kannte und behandelte die schmerzhaften Erkrankungen, die wir »Rheuma« nennen. In seiner Zeit entstand der Begriff des Rheumatismus. Er bedeutet Fließen, Strömen, meint aber auch den plötzlichen Ausbruch eines Vulkans. Damit umfaßt der Begriff die vielen Variationen des Schmerzes, der allen rheumatischen Krankheiten gemeinsam ist: Viele Rheuma-Patienten klagen über einen dumpfen, kriechenden, aber permanenten Schmerz, bei anderen kommt es nach einer schmerzfreien Phase immer wieder zu plötzlichen Schmerzattacken und Entzündungen. Auch können sich chronische und akute Schmerzphasen abwechseln, so daß die Beschwerden unerträglich werden. Ohne starke Medikamente und ohne Ruhigstellung der schmerzenden Gelenke und Muskelpartien geht es dann nicht mehr. Doch meist ist das Abklingen der Schmerzen nur von kurzer Dauer, die Beschwerden kommen wieder – ein Teufelskreis setzt sich in Gang, weil die Schmerzempfindlichkeit zunimmt und immer stärkere Medikamente verordnet werden müssen.

Die rheumatischen Krankheitsbilder sind so vielfältig, daß man den Begriff Rheuma nicht genau definieren kann. Der Arzt, insbesondere der Rheumatologe, unterscheidet hier sehr genau. Die häufigsten Formen von Rheuma sind Arthritis (= Gelenkentzündung), Arthrose (= Abnutzung und Degeneration von Knorpel und Knochen), Weichteilrheumatismus (Schädigung von Muskeln, Sehnen, Nerven durch Überbelastung und Verkrampfung) sowie durch Wirbelsäulenverschleiß (Schädigung der Bandscheiben, meist bedingt durch Fehlhaltung und Fehlbelastung). Aber auch die Gicht, die Osteoporose und die Bechterewsche Krankheit zählen zu den Krankheiten des rheumatischen Formenkreises, obgleich ihre Ursachen völlig verschieden sind.

Als Hauptursache für die rheumatischen Krankheiten ist die Veranlagung zu sehen: Die Neigung, Rheuma zu bekommen, ist vererbbar, der Ausbruch der Erkrankung allerdings hängt entscheidend von weiteren, äußeren Faktoren ab, die wir selbst beeinflussen können: Übergewicht, falsche Ernährung, Streß körperlicher und seelischer Art, Bewegungsmangel, Fehl- und Überbelastung von Gelenken und der Wirbelsäule, Stoffwechselstörungen und entzündliche Erkrankungen gelten als Manifestationsfaktoren für den Ausbruch von Rheumakrankheiten. Bei entsprechender Konstellation dieser Risikofaktoren und einer erblichen Vorbelastung muß früher oder später mit rheumatischen Beschwerden gerechnet werden. Experten schätzen sogar, daß bei uns praktisch alle Menschen ab dem 57. Lebensjahr von rheumatischen Erkrankungen betroffen sind. Pfarrer Kneipp sagte einmal: »Der Rheumatismus ist wahrlich der ewige Judas unter den Krankheiten«. Er war davon überzeugt, daß ein hartes und arbeitsames Leben, Abhärtung von innen und außen sowie eine einfache, vollwertige Ernährung vor Rheuma schützen. Ganz unrecht hatte er damit nicht. Heute ist wissenschaftlich gesichert, daß unsere üppige Kost und die bequeme Lebensweise tatsächlich die rheumatischen Krankheiten begünstigen.

Was hilft bei Rheuma?

Die Rheumabehandlung kann sowohl schulmedizinisch mit einer Reihe von spezifischen Medikamenten angegangen werden, sie wird aber auch aus der naturmedizinischen Richtung erfolgreich therapiert, wobei bestimmte Naturheilverfahren, die der Stärkung und der Abwehrkraft des Organismus dienen, über einen längeren Zeitraum angewendet werden. Im Mittelpunkt der naturheilkundlichen Behandlung steht, alle möglichen Störfaktoren zu erkennen und auszuschalten. Sie setzt also nicht an den Krankheitssymptomen (den Krankheitszeichen) an, sondern an den Ursachen. Ein sehr wichtiger Bestandteil der Rheumabehandlung ist die Ernährung. Sie kann ganz wesentlich dazu beitragen, Entzündungen und Schmerzen zu verhindern. Für zwei Krankheitsbilder, nämlich für Gicht und Osteoporose, gibt es sehr genaue Diätempfehlungen. Heute wissen wir aber, daß auch die anderen Erkrankungen aus dem rheumatischen Formenkreis von einer bestimmten Ernährungsform, nämlich der Vollwertkost, profitieren. In der Vergangenheit betonten die Mediziner immer wieder, eine »Rheuma-Diät« gäbe es nicht. Mittlerweile sprechen zahlreiche Erkenntnisse für eine solche Diät. Es ist also sehr sinnvoll und medizinisch notwendig, bei allen rheumatischen Erkrankungen gewisse Diät- bzw. Ernährungsempfehlungen auszusprechen, um das Leiden zu mindern und Entzündungen entgegenzuwirken.

Ein sehr wichtiger Bestandteil der Rheumabehandlung ist die Ernährung. Sie kann ganz wesentlich dazu beitragen, Entzündungen und Schmerzen zu verhindern.

Was hat die Ernährung mit Rheuma zu tun?

Zur wirksamen Rheuma-behandlung gehört stets, vorhandenes Übergewicht abzubauen.

Sehr viele Rheumapatienten haben Übergewicht. In den meisten Fällen besteht dieses Übergewicht bereits Jahrzehnte. Jedes Kilo zuviel belastet den Bewegungsapparat. Dies kann zu Fehlhaltungen, Fehlbelastungen, Verkrümmungen und Verkrampfungen führen.

Schließlich droht eine Schädigung von Muskeln, Sehnen und Gelenken. Eine Gewichtsreduktion ist für den übergewichtigen Rheumatiker der erste und wichtigste Schritt in der diätetischen Behandlung. Er muß Normalgewicht anstreben und seine kranken Gelenke entlasten. In akuten Fällen sowie beim chronischen Gelenkrheumatismus (chronische Polyarthritis) kann eine Fastenkur bis zu vier Tagen oder ein stationäres Heilfasten über sieben Tage Besserung bringen. Allerdings erfordert jede Fastenkur eine daran anschließende Ernährungsumstellung.

So ermitteln Sie Ihr Normalgewicht

1. Nach der BROCA-Formel:
Die Körpergröße in Zentimetern minus 100 ergibt das BROCA-Sollgewicht (Normalgewicht) in Kilogramm.
Beispiel: Ein Mann mit 1,78 m Körpergröße darf 178 – 100 = 78 kg wiegen.

Das Idealgewicht liegt unter dem Normalgewicht. Man errechnet es, indem man für Frauen 15 Prozent vom Normalgewicht abzieht und für Männer 10 Prozent. Für das obengenannte Beispiel liegt das Idealgewicht eines 1,78 m großen Mannes bei 78 kg – 10 % = 78 – 7,8 kg = 70,2 kg.

2. Nach dem BMI (Body Mass Index bzw. Körper-Massen-Zahl):
Das Körpergewicht wird durch das Quadrat der Körpergröße (in m^2) geteilt, das Ergebnis zeigt, ob Übergewicht oder Normalgewicht vorliegt.

Beispiel: Ein Mann mit 1,78 m Größe wiegt 83 kg. Sein BMI: 83: (1,78 x 1,78 m) bzw. 83 : 3,1684 = 26,19

Der BMI sollte für Frauen bei 21 bis 22 liegen, bei Männern bei 22 bis 24. Der oben errechnete BMI ist deutlich zu hoch, ab 25 besteht Übergewicht. Der BMI bewertet das Gewicht etwas strenger als die BROCA-Formel. Beide Formeln sind recht zuverlässig für die Bewertung des Körpergewichts, doch leider für Menschen unter 160 cm und über 190 cm Körpergröße ungeeignet, da sie ein zu niedriges beziehungsweise ein zu hohes Sollgewicht ergeben würden. Für solche Patienten hat der Arzt Spezialtabellen. Es genügt aber in der Regel, sich nach seinem Spiegelbild zu orientieren.

Diese Angaben gelten für Menschen mit leichter körperlicher, überwiegend sitzender Tätigkeit. Geistiges Arbeiten (Studium, kreatives geistiges Arbeiten, Lehrerberuf, Dozent etc.) hat keinen Einfluß auf den Energiebedarf, es wird gleichgesetzt mit leichter körperlicher Beanspruchung. Für stärkere körperliche Belastungen werden folgende Energiemengen veranschlagt und dem oben dargestellten Bedarf hinzugezählt.

Energiezuschlag in Abhängigkeit von der körperlichen Belastung:

Mittelschwerarbeiter: 600 kcal

Beispiele: Autoschlosser, Verkäuferin, Hausfrau (inkl. Gartenarbeit)

Schwerarbeiter: 1200 kcal

Beispiele: Landwirt, Bäuerin, Maurer, Zimmermann, Dachdecker, Masseur, Winzer, bestimmte Disziplinen im Leistungssport

Schwerstarbeiter: 1600 kcal

Beispiele: Waldarbeiter, Holzfäller, Steinbrucharbeiter, Stahlarbeiter, Hochofenarbeiter, Glasbläser, Hochleistungssportler

Um erfolgreich und dauerhaft abzunehmen, muß die tägliche Energiezufuhr um mindestens 500 Kilokalorien (kcal) eingeschränkt werden. Ausgehend von einem normalen Energiebedarf von beispielsweise 2200 kcal (für Frauen mit leichter Tätigkeit) wird empfohlen, nicht mehr als 1700 kcal pro Tag zu sich zu nehmen. Ein Kilo Fettgewebe liefert etwa 7000 kcal. Wenn diese Energiemenge gegenüber der empfohlenen Zufuhr eingespart wird, verliert der Körper 1 kg Fettgewebe. Bei einer Einsparung von 500 kcal pro Tag kommt man in einer Woche auf 1 Pfund Fettverlust, in zwei Wochen auf 1 Kilo. Hinzu kommt natürlich noch ein Wasserverlust, der sich ebenfalls auf der Waage bemerkbar macht. Effektiver ist natürlich eine noch drastischere Senkung des Energiebedarfs auf 1500 kcal pro Tag. Wie eine solche Diät aussehen kann, zeigt Ihnen unser 7-Tages-Diätplan auf den Seiten 33 bis 49. Betrachten Sie ihn lediglich als Vorschlag und als Einstieg in eine längerfristige Gewichtsreduktion, für die Sie auch die Mahlzeiten im Rezeptteil ab Seite 50 auswählen können. Verteilen Sie die Energiezufuhr auf fünf Mahlzeiten.

Energiebedarf von Erwachsenen verschiedener Altersgruppen mit leichter, sitzender Tätigkeit in kcal/Person und Tag

Alter	männlich	weiblich
19 bis 35 Jahre	2500	2200
36 bis 50 Jahre	2400	2000
51 bis 65 Jahre	2200	1800
über 65 Jahre	1900	1700

Ab einem BMI von 25 besteht Übergewicht. Es gilt für viele Krankheiten als Risikofaktor, so auch bei den Krankheiten des rheumatischen Formenkreises.

Falsche Ernährung fördert rheumatische Entzündungen

Es ist schon recht lange bekannt, daß bestimmte Nahrungsbestandteile und Stoffwechselprodukte rheumatische Prozesse begünstigen, wenngleich die genauen Zusammenhänge erst in diesem Jahrhundert erforscht wurden. Gicht beispielsweise kannte man schon im Altertum und stufte sie schon damals ganz richtig als Luxuskrankheit ein. Auch im Mittelalter galt Gicht als Krankheit der Adeligen. Typische Anlässe für Gichtanfälle waren stets die opulenten Jagdgelage, wo Wild in großen Mengen verzehrt wurde und der überreichliche Genuß von Alkohol ein übriges dazutat, um die schmerzhaften Attacken auszulösen. Die Fleischlastigkeit unserer Ernährung begünstigt aber auch die anderen Rheumakrankheiten, wobei die Auslöser dafür andere Substanzen sind als die für Gicht.

Warum der Fleischverzehr eingeschränkt werden muß

Ein hoher Fleischverzehr birgt zahlreiche Krankheitsrisiken. Fleisch ist sehr eiweißreich und kann das Säure-Basen-Gleichgewicht belasten. Eiweiß ist meist mit Fett vergesellschaftet, dies begünstigt Übergewicht. Tierische Fette erhöhen den Blutfettspiegel (Cholesterin). Fleisch ist außerdem reich an Purinen, die im Körper zu Harnsäure abgebaut werden. Der Gichtkranke muß daher den Purin- bzw. Harnsäuregehalt seiner Kost im Auge behalten und sollte allein aus diesem Grunde schon den Fleisch- und Wurstverzehr einschränken.

Empfohlene Mahlzeiten- und Energieverteilung

(am Beispiel einer Energiezufuhr von 2200 kcal pro Person und Tag und bei einer Reduktionsdiät mit 1500 kcal pro Person und Tag)

Mahlzeit	Energieprozente	bei 2200 kcal	bei 1500 kcal
Frühstück	25 % der Tagesenergie	550 kcal	375 kcal
Zwischenmahlzeit	10 % der Tagesenergie	220 kcal	150 kcal
Mittagessen	30 % der Tagesenergie	660 kcal	450 kcal
Zwischenmahlzeit	10 % der Tagesenergie	220 kcal	150 kcal
Abendessen	25 % der Tagesenergie	550 kcal	375 kcal

Fleisch kommt bei uns fast täglich auf den Tisch, und zwar beträgt die Fleischportion nicht selten deutich mehr als die »normalen« 150 Gramm pro Person. Hinzu kommen alle Erzeugnisse aus Fleisch, nämlich Fleisch- und Wurstwaren, die ebenfalls in vielen Familien täglich verzehrt werden. Rheumakranke müssen sich von solchen Eßgewohnheiten trennen – was aber nicht bedeutet, völlig fleischlos leben zu müssen. Über Jahre hinweg wurde nur vom Verzehr von Schweinefleisch abgeraten. Heute wissen wir, daß bestimmte Inhaltsstoffe vom Fleisch aller Schlachttiere für den Rheumatiker problematisch sein können.

Der typische Rheumaschmerz rührt von einer Entzündugung der Gelenke her, er wird begleitet von den charakteristischen Symptomen der Entzündung, nämlich von Schwellung, Rötung und Überwärmung des betroffenen Körperbezirks. Die Bewegung ist stark eingeschränkt. Als Auslöser dieser Entzündung gelten Stoffwechselprodukte der Arachidonsäure (siehe Tabelle Seite 24), einer hochungesättigten Fettsäure, die ausschließlich mit Nahrungsmitteln tierischen Ursprungs zugeführt wird. Bei hoher Zufuhr von Arachidonsäure, wie es bei unserer üblichen Kost der Fall ist (viel Fleisch), werden daraus Eicosanoide gebildet, die als »Entzündungsmediatoren« wirken und rheumatische Erkrankungen begünstigen.

Arachidonsäure ist zwar eine Fettsäure, sie wird im menschlichen Körper aber nur zu einem kleinen Anteil für die Energiegewinnung genutzt (nur 10 %), der größte Teil gelangt in die Zellmembranen und wird dort enzymatisch zu Eicosanoiden aufgebaut. Die Gruppe der Eicosanoide umfaßt mehrere Substanzen mit unterschiedlich starker Entzündungswirkung. Man bezeichnet sie als »Entzündungsmediatoren«, das besagt, daß eine hohe Zufuhr von Arachidonsäure entzündliche Prozesse auslösen kann. Neben den entzündungsfördernden Substanzen werden über die Nahrung auch entzündungshemmende Stoffe aufgenommen. Von Bedeutung sind Fischölfettsäuren (Omega-3-Fettsäuren) und Antioxidantien (Vitamin A, ß-Carotin, Vitamin C, Vitamin E, Eisen, Kupfer, Zink, Selen). Auch Nachtkerzenöl wirkt entzündungshemmend. Diese Stoffe vermindern die Bildung von stark wirkenden Eicosanoiden aus Arachidonsäure. Durch eine Einschränkung des Verzehrs tierischer Nahrungsmittel, insbesondere von Fleisch und Wurstwaren, lassen sich entzündliche rheumatische Erkrankungen bessern.

Bestimmte Inhaltstoffe im Fleich von Schlachttieren können für Rheumatiker problematisch sein.

Arachidonsäuregehalt von ausgewählten Lebensmitteln

Lebensmittel (100 g verzehrbarer Anteil)	Arachidonsäure (in mg)
Milch und Milchprodukte	
Kuhmilch 3,5 % Fett	4
Kuhmilch 1,5 % Fett	2
Magermilch	0
Süßmolke	0
Speisequark 20 % F. i. Tr.	5
Magerquark	0
Camembert 60 % F. i. Tr.	34
Eier	
Hühnerei (Vollei)	70
Eigelb	297
Fette und Öle	
Schweineschmalz	1700
Diätmargarine	0
Weizenkeimöl	0
Erdnußöl	0
Fleisch und Fleischerzeugnisse	
Huhn	120
Kalbfleisch (Muskelfleisch)	53
Kalbsleber	352
Schweineleber	870
Leberwurst	230
Fische	
Heilbutt	57
Seehecht	29
Thunfisch	280

Quelle: Prof. Dr. Olaf Adam: Entzündungshemmende Ernährung bei rheumatischen Erkrankungen, Ernährungs-Umschau 6/1994, Seite 223

Lacto-vegetarische Ernährung und Vollwertkost

Für den Rheumatiker wird eine »lacto-vegetarische« Ernährung empfohlen: Diese Kost besteht zum größten Teil aus pflanzlichen Lebensmitteln und läßt außerdem Milch und Milchprodukte zu. Fleisch, Fisch und Eier werden ausgeklammert. Für die entzündlichen Formen der rheumatischen Erkrankungen ist dies zwar sinnvoll, denn diese pflanzenbetonte Kost enthält nur etwa 50 mg Arachidonsäure pro Tag (gegenüber durchschnittlich 200 – 400 mg bei der üblichen, fleischreichen Ernährung), doch sollte man das Ganze nicht zu verbissen sehen: Für viele ist die Umstellung mit totalem Fleischverzicht nicht akzeptabel, zumal die meisten Rheumatiker der älteren Generation angehören und sich nur sehr schwer von ihren alten Eßgewohnheiten trennen. Außerdem ist Rheuma eine sehr vielschichtige Krankheit. Der Gichtpatient wird dankbar für ein leckeres Rezept mit Ei sein (Eier sind purinarm und gute Eiweißlieferanten, wenn auf Fleisch verzichtet werden soll!), der hochdruckkranke Rheumapatient soll reichlich Fisch essen (wegen der Omega-3-Fettsäuren!), der stark übergewichtige Rheumatiker muß hin und wieder auch mageres Fleisch bekommen, weil Mahlzeiten mit Eiern und Käse oftmals viel Fett und viele Kalorien enthalten. Alle Rheumakranken mit einer allgemeingültigen »Rheuma-Diät« zufriedenzustellen, ist also kaum möglich. Wir verfolgen deshalb den Weg der kleinen Schritte und setzen bei den Ernährungsempfehlungen Schwerpunkte. Sie entsprechen im Grunde der Vollwertkost, denn es darf hin und wieder Fleisch und ein Ei geben, außerdem plädieren wir für den regelmäßigen Verzehr von Seefisch (1- bis 2mal pro Woche). Gemüse, Salat und Obst sollten selbstverständlich möglichst frisch verzehrt werden. Als Zubereitungsarten für Gemüse eignet sich kurzes Blanchieren, Dünsten oder kurzes Garen im Dampfdrucktopf. Kräuter, Gewürze und frische Keimlinge gehören ebenfalls mit auf den Speiseplan.

Die lacto-vegetarische Kost gilt als »Musterernährung« bei rheumatischen Erkrankungen.

Bei Getreideprodukten sollte man Vollkornprodukte (Vollkornnudeln, Vollkornbrot) bevorzugen. Sie enthalten mehr Mineralstoffe und Vitamine als »normale« Produkte und liefern vor allem reichlich Ballaststoffe. Dadurch tragen sie zur besseren Sättigung bei, regen die Darmtätigkeit an und helfen beim Abnehmen. Da Rheumatiker oftmals noch andere ernährungsabhängige Erkrankungen aufweisen (z. B. hohe Blutfettwerte, Diabetes, hoher Blutdruck), ist es sehr wichtig, bei der Ernährung möglichst alle für

Wer durch Fasten eine Linderung seiner Beschwerden erlebt hat, sollte im Anschluß seine Ernährung auf mehr pflanzliche Produkte verlagern.

eine Besserung günstigen Faktoren zu berücksichtigen. Ballaststoffreiche Nahrungsmittel gehören in jedem Fall dazu. Obgleich mit zunehmendem Alter das Durstgefühl nachläßt, muß man sich angewöhnen, täglich 2 bis 3 Liter kalorienarme Flüssigkeit zu trinken. Geeignet sind Kaffee, Tee, Mineralwasser, aber auch magere Milchprodukte wie Buttermilch und Molke sowie Gemüsesäfte. Wer viel schwitzt, darf auch einmal eine Tasse heiße Brühe zwischendurch trinken (am besten eine rein pflanzliche, eine Gemüsebrühe). Fruchtsäfte sollten mit Wasser oder Mineralwasser verdünnt werden. Limonaden, Colagetränke, Fruchtnektare und natürlich Alkohol werden in der Vollwertkost abgelehnt. Bei Gicht ist Alkohol problematisch, weil er die Harnsäureausscheidung hemmt und Gichtanfälle begünstigt.

Ein Dutzend Gründe für Vollwertkost bei Rheumakrankheiten:

- Sie ist pflanzenbetont, aber trotzdem gemischt und ausgewogen.
- Sie ist frischebetont, denn etliche Vitamine und Mineralstoffe tragen bei Rheumatikern zur Krankheitsbesserung bei.
- Sie ist reich an Milch und Milchprodukten, wobei allerdings fettreiche Milchprodukte gemieden werden müssen.
- Sie läßt gelegentlich Fleisch und Fleischwaren in kleinen Mengen zu.
- Sie läßt gelegentlich auch Eier in kleinen Mengen zu.
- Sie enthält regelmäßige Fischmahlzeiten (wichtig für die Jodversorgung und für die Zufuhr der entzündungshemmenden Omega-3-Fettsäuren).
- Sie enthält alle lebenswichtigen Nähr- und Aufbaustoffe.
- Sie bringt den gesamten Stoffwechsel ins Lot.
- Sie erleichtert das Abnehmen.
- Sie bietet eine große Rezeptvielfalt.
- Sie ist eine gesunde Dauerkost.
- Sie ist für den Betroffenen gut zu realisieren und auch innerhalb der Familie gut durchführbar.

Gichtpatienten aufgepaßt!

Schon bei den alten Römern galt die Gicht als Luxuskrankheit. In Notzeiten ist sie extrem selten. Ursache der Gicht ist ein erhöhter Harnsäurespiegel im Blut, der von einem überreichlichen Fleischverzehr herrührt. Harnsäure setzt sich dann in Form winziger, spitzer Kristalle in Gelenken, im Knorpel, in den Ohrmuscheln und Nieren ab und zerstört Knochen und Gewebe. Der Bereich rötet sich, schwillt an und tut höllisch weh bei Druck, Berührung und Bewegung. Wenn das Nierengewebe betroffen ist (Gichtniere), kommt es zur Niereninsuffizienz und schließlich zu Bluthochdruck. Harnsäure entsteht aus dem Abbau von Purinen aus körpereigenen Zellen, aber auch aus dem Abbau von Nahrungspurin. Die Veranlagung zur Gicht wird zwar vererbt, doch trägt unsere Ernährungsweise ganz entscheidend dazu bei, ob es zur Krankheit kommt oder nicht. Jede Zelle enthält Purine, Fleisch und Innereien sind aber besonders purinreich. Alkohol, heute fast täglich ein Begleiter unserer üppigen Kost, hemmt seinerseits die Ausscheidung von Harnsäure. Der beste Rat bei Gicht: mit kalorien- und fleischarmer Kost zurück zum Normalgewicht und Alkohol strikt meiden! Viel trinken, mindestens 2 Liter pro Tag. Täglich Milch und fettarme Milchprodukte verzehren, sie sind eiweiß- und mineralstoffreich, aber purinfrei. Obst, Gemüse und Getreideprodukte wie Vollkornbrot versorgen den Körper mit Kohlenhydraten, Vitaminen und Ballaststoffen. Nach akuten Gichtanfällen ist ein Fastentag mit reichlich Flüssigkeitszufuhr sinnvoll, um den Harnsäurespiegel zu reduzieren. Vielfach sind auch Medikamente erforderlich. Ist eine purinarme Diät notwendig, sollte die Harnsäuremenge pro Tag nicht 500 mg übersteigen bzw. pro Woche bei etwa 3500 mg Harnsäure liegen. Die streng purinarme Diät, die heute nur noch selten verordnet wird, erlaubt nur 300 mg Harnsäure pro Tag bzw. maximal 2000 mg pro Woche. Kleine Überschreitungen der Tagesmenge müssen am nächsten Tag durch entsprechende harnsäurearme Mahlzeiten ausgeglichen werden, so daß die empfohlenen Werte für die wöchentliche Harnsäurezufuhr nicht überschritten werden.

Beachten Sie bei erhöhtem Harnsäurespiegel:

- Gewichtsreduktion anstreben
- Purinarme Kost: Einschränken des Fleisch- und Wurstverzehrs
- Striktes Meiden von Innereien
- Alkoholverbot
- Vollwertkost zuführen
- Milchprodukte und Eier (evtl. Fettgehalt und Cholesterin beachten) als purinfreie bzw. purinarme tierische Eiweißquellen nutzen
- Viel trinken (mind. 2 Liter pro Tag)
- Akute Gichtanfälle vermeiden

Nach akuten Gichtanfällen ist ein Fastentag mit reichlich Flüssigkeitszufuhr sinnvoll, um den Harnsäurespiegel zu reduzieren.

Was man bei Osteoporose wissen muß

Unter Osteoporose versteht man einen krankhaften Knochenschwund bei gleichzeitiger Verschlechterung der Knochenstruktur. Die Folgen sind Knochenbrüche und -risse, Knochenverformungen, Fehlbelastungen von Knochen- und Muskelpartien, Haltungsschäden und

Regelmäßiger, altersgerechter Sport fördert die gesunde Entwicklung des Skeletts.

Durch calciumreiche Ernährung kann auch eine fortgeschrittene Osteoporose gemildert werden.

Schmerzen. Typische Symbolfigur für diese Krankheit ist die kleine alte Dame mit krummem Rücken. Die Hauptursachen der Osteoporose sind calciumarme Ernährung, Bewegungsmangel und Übergewicht, dazu kommt bei Frauen die hormonelle Umstellung in den Wechseljahren: Wenn dem Körper Calcium fehlt, wird dieses aus dem großen Calciumspeicher, dem Skelett, herausgelöst – die Knochen werden schwach und porös. Die Osteoporose ist zwar unheilbar, sie läßt sich aber leicht verhüten, ihre Entwicklung verlangsamen: Am besten von Kindheit an täglich Milch trinken oder Milchprodukte verzehren, denn schon in frühen Jahren wird die Knochendichte für das ganze Leben angelegt! Wer als Erwachsener Milch schlecht verträgt, greift zu den besser bekömmlichen Sauermilchprodukten wie Buttermilch, Kefir oder Joghurt. Außerdem fördert regelmäßiger, altersgerechter Sport die gesunde Entwicklung des Skeletts. Aus neueren Studien ist bekannt, daß die bisherige Annahme, den Osteoporose-Prozeß in späten Jahren nicht mehr verlangsamen zu können, nicht haltbar ist. Durch calciumreiche Ernährung kann auch eine fortgeschrittene Osteoporose gemildert werden. Auch gibt es erfolgreiche medikamentöse Möglichkeiten einer Osteoporosebehandlung. Sprechen Sie darüber mit Ihrem Arzt. Beherzigen Sie dennoch: Unbedingt Übergewicht abbauen, denn bereits geschädigte Knochen werden durch ein Zuviel an Gewicht unnötig belastet, die Gefahr von Stürzen und Knochenbrüchen wird größer.

Hauptursachen für Osteoporose:

- Calciumarme Kost
- Bewegungsmangel
- Übergewicht

Faktoren, die die Osteoporose indirekt begünstigen:

- Östrogenmangel in den Wechseljahren: Östrogen wird zur Vitamin-D-Produktion benötigt. Fehlt es, so kann es zu einem Vitamin-D-Mangel kommen. Vitamin D wiederum ist wichtig für die Verwertung von Nahrungscalcium.
- Bioverfügbarkeit von Calcium: Am besten wird das Calcium aus der Milch absorbiert, schlecht dagegen schneiden pflanzliche Produkte ab. Bei ihnen wirken Ballaststoffe und andere Inhaltsstoffe (z. B. Oxalsäure) erschwerend auf die Calciumaufnahme.
- Milchzuckerunverträglichkeit und Kuhmilchallergie: Wenn Milch nicht vertragen wird oder gar eine Allergie auslöst, muß sie gemieden werden. Bei der Milchzuckerunverträglichkeit ist Milch zu meiden, gesäuerte Milchprodukte,

Käse und Butter werden vertragen. Bei einer Allergie gegen das Milcheiweiß dagegen muß alles aus Milch gemieden werden. Calciumpräparate müssen dann vom Arzt verordnet werden.

- Übermäßige Schlankheit in jungen Jahren: Ein zu niedriges Körpergewicht mit wenig Körperfett und Muskulatur belastet das Skelett zuwenig. Der richtige Anreiz für den Aufbau von Knochenmasse und Knochendichte fehlt. Bei Magersüchtigen und bei jungen, überschlanken Sportlerinnen stellen nicht selten die Eierstöcke die Östrogenproduktion ein. Daraus kann ein Calciummangel resultieren.

Empfehlungen zur Vorbeugung und Behandlung:

- Gewichtsreduktion
- Calciumreiche Kost
- Ausreichend Vitamin D (über die Nahrung) und viel im Freien sich aufhalten (Sonnenlicht bzw. UV-Strahlung aktiviert die körpereigene Vitamin-D Bildung in der Haut!)
- Steigern der körperlichen Bewegung
- Alkoholkonsum einschränken
- Calcium- und Östrogentherapie nach ärztlicher Anweisung

Das Fasten

Immer wieder hört und liest man, daß Fasten (Nulldiät) bei entzündlichen Rheumakrankheiten (chronische Polyarthritis) Besserung bringen soll. Dies ist auch ganz richtig, doch sollte man als Betroffener wissen, warum das so ist. Wenn der Arzt Ihnen eine Fastenkur empfiehlt, die Sie selbst zu Hause durchführen können, dann handelt es sich um eine Nulldiät über 3 bis 4 Tage, wobei täglich 2 bis 3 Liter kalorienarme aber mineralstoffreiche Flüssigkeit (Mineralwasser, Molke, Gemüsesäfte) getrunken werden müssen.

Heilfasten sollte nur unter ärztlicher Aufsicht durchgeführt werden.

Schon ab dem zweiten Tag stellt sich eine Besserung der Arthritis ein. Untersuchungen haben gezeigt, daß innerhalb der ersten beiden Fastentage die Bildung der entzündungsauslösenden Eicosanoide deutlich zurückgeht. Man führt diesen Effekt auf die fehlende Arachidonsäurezufuhr mit der Nahrung zurück. Auch wird im Körper im Hungerzustand kaum Arachidonsäure aus dem Fettgewebe freigesetzt. Wird nach dem Fasten wieder »normal« gegessen, kehren die Beschwerden zurück. Eine Besserung dagegen gibt es bei vegetarischer Kost.

Fasten kann man auch unter ärztlicher Aufsicht in speziellen Kliniken und Sanatorien. »Heilfasten« nennt man diese Art der Nahrungskarenz.

Harnsäuretabelle

(Puringehalte ausgewählter Lebensmittel, berechnet als daraus gebildete Harnsäure, Angaben in mg Harnsäure pro 100 g verzehrfähigem Lebensmittel)

Lebensmittel	*Harnsäure (in mg)*
Eier und Fette	
1 Ei (Gewichtsklasse 4, ca. 60 g)	3
1 Eigelb, 19 g	3
1 Eiweiß / Fette und Öle	0
Mayonnaise, 50 % Pflanzenöl	10
Milch und Milchprodukte	
Milch, alle Fettstufen	0
Gesäuerte Milchfrischprodukte	0
Frischkäse, alle Fettstufen	0
Camembert, 45 % F. i. Tr.	30
Emmentaler, 45 % F. i. Tr.	10
Feta, 45 % F. i. Tr.	30
Gouda, alt, 45 % F. i. Tr.	16
Harzer Käse, 10 % F. i. Tr.	20
Limburger, 20 % F. i. Tr.	24
Schmelzkäse, 40 % F. i. Tr.	20
Fleisch und Fleischwaren	
Schwein	
Bratenfleisch, roh	150
Bratenfleisch, gebraten	280
Filet, roh	170
Leber	300
Schnitzel, roh	170
Schulter, roh	160
Schulter, gebraten	200
Hackfleisch, halb und halb, roh	127
Rind	
Bratenfleisch, roh	140
Filet, roh	150
Schulter, roh	130
Suppenfleisch, roh	110
Kalb	
Bratenfleisch, roh	150
Haxe, roh	140
Lende, roh	160
Geflügel	
Ente, gebraten, ohne Haut	180
Gans i.D., roh	240
Gänsebrust, roh	138
Hähnchenkeule, gegrillt	235
Hähnchen, gegrillt, mit Haut	300
Hähnchen, gekocht	170
Hähnchenbrust, roh	175

Lebensmittel	*Harnsäure (in mg)*
Putenfleisch i.D., roh	188
Putenschnitzel, roh	150
Innereien	
Bries (Kalb)	1032
Herz (Schwein)	510
Niere (Kalb)	240
Niere (Schwein)	255
Leber (Huhn)	243
Leber (Kalb)	260
Leber (Schwein)	300
Leber (Rind)	239
Zunge (Rind)	160
Wurst und Fleischwaren	
Bierschinken / Brühwurst	80
Blutwurst	40
Bockwurst / Knackwurst	110
Bratwurst (Schwein)	100
Corned Beef	60
Frühstücksfleisch	50
Jagdwurst	100
Lachsschinken	180
Leberkäse / Weißwurst	70
Leberwurst i.D.	100
Mettwurst (Teewurst)	70
Mortadella, deutsch	100
Salami i.D. / Kabanossi	100
Schinken, gekocht, mager	130
Schinken, gekocht, durchwachsen	110
Schinken, roh, mager	160
Schinken, roh, durchwachsen	130
Speck, fett	10
Sojaknackwurst	100
Wiener Würstchen	80
Wild und Wildgeflügel	
Fasan i. D., roh	150
Hasenschulter, roh	213
Hirschkeule, roh	200
Kaninchen, roh	188
Rehkeule, roh	159
Fisch, Fischwaren / Meeresfrüchte	
Aal, geräuchert	115
Anchovis, Sardellen	360
Austern / Hering in Gelee	90
Bismarckhering	180

Harnsäuretabelle

(Puringehalte ausgewählter Lebensmittel, berechnet als daraus gebildete Harnsäure, Angaben in mg Harnsäure pro 100 g verzehrfähigem Lebensmittel)

Lebensmittel	*Harnsäure (in mg)*
Brathering, ohne Haut	160
Bückling, ohne Haut	145
Dorsch, ohne Haut, roh	180
Fischstäbchen	110
Forelle, ohne Haut, roh	150
Hecht	140
Heilbutt	294
Hering, ohne Haut, roh	190
Hummerfleisch	175
Kabeljau, ohne Haut, roh	110
Karpfen, ohne Haut, roh	110
Kaviar, deutsch	70
Krabben (Shrimps)	165
Krebsfleisch, roh	60
Lachs, ohne Haut, roh	150
Lachs, geräuchert, ohne Haut	170
Makrele, mit Haut, roh	185
Makrele, geräuchert, ohne Haut	170
Matjesfilet	210
Miesmuscheln	370
Ölsardinen mit Haut	350
Rotbarsch, ohne Haut, roh	130
Rotbarsch, geräuchert, ohne Haut	100
Schellfisch, ohne Haut, roh	140
Schillerlocken, geräuchert	140
Schleie, ohne Haut, roh	80
Scholle, ohne Haut, roh	130
Seelachs, ,mit Haut, roh	185
Seezunge, ohne Haut, roh	127
Sprotten, geräuchert	500
Thunfisch in Öl	180
Zander, ohne Haut, roh	110
Getreide und Getreideprodukte Brot und Backwaren	
Brötchen / Toastbrot / Knäckebrot	100
Mischbrot	44
Roggenvollkornbrot	50
Weißbrot	70
Mehle, Nährmittel und Getreide	
Buchweizen	150
Cornflakes	100
Grieß / Gerstengraupen	80
Grünkern / Haferflocken	160
Reis (Vollkorn), gekocht	35
Reis (weiß), gekocht	25
Reis, roh	12

Lebensmittel	*Harnsäure (in mg)*
Gemüse, Salat, Kräuter, Pilze, und Hülsenfrüchte	
Auberginen / Weißkohl	20
Austernpilze	90
Bambussprossen (Dose) / Chicorée	15
Blumenkohl	45
Bohnen, grün, frisch	42
Bohnenkerne (Dose)	130
Bohnenkeimlinge (Dose)	20
Brokkoli / Mais (Dose)	50
Champignons	60
Chinakohl	26
Erbsen, grün, frisch	150
Feldsalat	24
Fenchelknolle	16
Grünkohl / Sellerie	30
Gurken (Salat-)	6
Karotten / Kartoffeln, roh	15
Kichererbsen, getrocknet	130
Kopfsalat	10
Kresse / Kohlrabi	30
Lauch (Porree)	40
Linsen, getrocknet	160
Oliven, grün	25
Paprikaschoten, rot / Zwiebeln	15
Pfifferlinge	30
Radieschen / Rettich	10
Rosenkohl / Schwarzwurzeln	70
Rote Bete, frisch	20
Rotkohl, frisch / Wirsing	40
Sauerkraut / Spargel	25
Spinat, frisch	50
Tomaten / Zucchini	10
Obst, frisch	**5–30**
Alkoholische Getränke	
Alkoholfreies Schankbier	3–29
Bockbier, hell, untergärig	13
Diät-Vollbier	10
Export, hell	13
Vollbier, hell und Lagerbier	15
Weizen, Hefe-	15
Weine, Sekt, Spirituosen	0
Eierlikör	70
Sherry medium	25
Alkoholfreie Getränke	**bis 10**

Was man über Purine und Harnsäure wissen muß

Beachten Sie bei der Nahrungszubereitung stets die verwendeten Mengen und die Portionsgröße.

Purine sind Bestandteile jeder Zelle und hauptsächlich im Zellkern lokalisiert. Deshalb enthalten nicht nur tierische Produkte, sondern auch pflanzliche Lebensmittel Purine in unterschiedlichen Mengen. Purine werden im Organismus zu Harnsäure abgebaut, diese muß ausgeschieden werden.

Bei Veranlagung zur Gicht (Hyperurikämie) funktioniert die Ausscheidung über die Nieren nicht optimal, so daß es zur Harnsäureanreicherung des Blutes kommt. Die Ernährung muß dann purinarm gestaltet werden, um die Harnsäurebelastung so niedrig wie möglich zu halten. 1 Milligramm Purin-Stickstoff entspricht 2,4 Gramm gebildeter Harnsäure. Meist rechnet man Purin mit dem Faktor 3 in Harnsäure-Äquivalente um. Sollten Sie also einmal auf Purinangaben stoßen, so verdreifachen Sie die Werte und erhalten so die Menge der gebildeten Harnsäure, die schließlich für den Harnsäurespiegel des Blutes und für eine entsprechende Diät ausschlaggebend ist. Beachten Sie bei der Nahrungszubereitung stets die verwendeten Mengen und die Portionsgröße. Spargel beispielsweise liefert pro 100 g »nur 25« mg Harnsäure, die übliche Verzehrsmenge beträgt aber bei diesem Edelgemüse nicht selten 500 g. Damit liefert die Spargelmahlzeit 125 mg Harnsäure – völlig ohne Fleisch oder Schinken. Purinfrei sind Fette, Öle und Milchprodukte sowie Süßwaren. Gereifte Käsesorten enthalten kleine Purinmengen, die von den Käsereikulturen (lebende Zellen!) kommen. Die Spitzenreiter im Harnsäuregehalt sind Innereien. Sie sind bei Hyperurikämie absolut tabu.

Bedenken Sie stets auch die Art der Zubereitung: Haut an Geflügel und Fisch ist sehr purinreich (und cholesterinreich!). Sie sollte nicht mitgegessen werden. Gebratenes Fleisch enthält mehr Purine als gekochtes, weil Purine ins Kochwasser übergehen. Deshalb auch Fleisch separat kochen und die Flüssigkeit nicht verwenden. Da Gicht vielfach mit anderen ernährungsbedingten Krankheiten vergesellschaftet ist, insbesondere mit Übergewicht und hohem Blutdruck, beachten Sie bitte auch die Fett- und Energiegehalte der Lebensmittel. Besorgen Sie sich am besten eine gute Nährstoff- und Kalorientabelle und schlagen Sie die benötigten Werte im Zweifels.

Die 7-Tage-Rheuma-Kost

- Pro Tag ca. 1500 kcal bei gemischter, aber pflanzenbetonter vollwertiger Kost
- 5 Mahlzeiten pro Tag
- Alle Rezepte für 1 Person
- Alle Nährstoffangaben auf ganze Zahlen gerundet. Die Tagessummen wurden aus den genauen Werten errechnet und erst dann auf ganze Zahlen gerundet.

Die Mahlzeiten können untereinander getauscht werden, so beispielsweise das Mittagessen gegen das Abendessen und umgekehrt, aber auch das Mittagessen vom dritten Tag mit dem vom vierten etc. Berücksichtigen Sie stets die Nährwertangaben unter jedem Rezept. Bei erhöhtem Harnsäurespiegel bzw. bei Neigung zu Gicht bitte die Harnsäureangaben beachten. Für die Osteoporosepatienten haben wir den Calciumgehalt nicht extra berechnet, es sind aber jeden Tag reichlich Milchprodukte und andere Calciumlieferanten in der Kost enthalten. Die Zutatenmengen bei Gemüse, Salaten, Pilzen und Obst beziehen sich meist auf die küchenfertig geputzte Rohware. Den Hinweis hierfür finden Sie in Klammern, z. B.: 1 Stück Salatgurke, geschält (100 g). Diese Angaben sind auch Basis für die Nährwertberechnung. Wiegen Sie also die Mengen dort, wo der Hinweis in der Klammer steht, erst nach dem Putzen und Schälen ab. In diesem Kostplan ist beachtet, daß besondere Zutaten (frische Ananas, Gemüseaspik, Weizenkeime etc.) mehrfach vorkommen, damit sie auch im Single- oder Kleinhaushalt aufgebraucht werden, und sich der Einkauf im vernünftigen Rahmen hält. Außerdem können Sie diesen Plan als Einstieg in eine rheumagerechte Dauerkost sehen, für die sich alle nachstehend zusammengestellten Rezepte eignen. Wählen Sie das aus, was für Ihr Krankheitsbild das Richtige ist und was Ihren Vorlieben entspricht.

Dieser 7-Tages-Plan ist ein Vorschlag, mit einer gemischten, pflanzenbetonten und kalorienreduzierten Kost den ersten Schritt einer Ernährungsumstellung zu tun.

1. Tag

Insgesamt am 1. Tag: 1477 kcal

Frühstück: 389 kcal
Zwischenmahlzeit: 150 kcal
Mittagessen: 345 kcal
Zwischenmahlzeit: 146 kcal
Abendessen: 447 kcal

Zum Frühstück ist stets Kaffee oder Tee erlaubt. Bei Übergewicht sollten Sie ihn nur mit Süßstoff süßen.

Frühstück

Vollkornbrot, herzhaft-süß

27 g Eiweiß, 11 g Fett, 45 g Kohlenhydrate (58 mg Harnsäure)

2 Scheiben Roggenvollkornbrot (à 45 g)
2 EL Magerquark (50 g), 1 TL Honig (10 g)
1 TL Halbfettmargarine (5 g)
1/2 runder Camembert, 30 % F. i. Tr.
(62,5 g), Paprikapulver edelsüß

Eine Scheibe Brot mit Quark bestreichen und den Honig darauf träufeln. Die andere Scheibe Brot mit Halbfettmargarine bestreichen, den Käse in Scheiben schneiden, darauf anordnen und mit etwas Paprikapulver würzen.

Zwischenmahlzeit

Bananenmix

8 g Eiweiß, 1 g Fett, 28 g Kohlenhydrate (25 mg Harnsäure)

200 g Buttermilch, 1 TL Zitronensaft
1 kleine, vollreife Banane, geschält (100 g)
Süßstoff

Die Buttermilch mit dem Zitronensaft verquirlen, die Banane schälen, mit einer Gabel zerdrücken und darunterrühren. Den Drink mit Süßstoff abschmecken.

Mittagessen

Gemüseeintopf mit Nudeln

15 g Eiweiß, 4 g Fett, 59 g Kohlenhydrate (192 mg Harnsäure)

150 g Karotten, geputzt
1 Stückchen Knollensellerie, geputzt (50 g)
je 100 g Lauch und Brokkoli, geputzt
1 Msp. Salz
30 g Vollkornnudeln (Rohgewicht)
1 EL Gemüsebrühe (Instantpulver)
1 EL Schnittlauchröllchen
2 kleine Äpfel (200 g)

Das Gemüse waschen und putzen. Die Karotten und den Sellerie schälen und würfeln, den Lauch in feine Ringe schneiden, den Brokkoli in Röschen teilen und die Stiele kleinschneiden. 1/2 Liter Wasser mit etwas Salz aufkochen und zuerst Karotten, Sellerie und Lauch zugedeckt etwa 3 Minuten sprudelnd garen, dann den Brokkoli dazugeben und das Gemüse zugedeckt bei milder Hitze noch 7 Minuten garen. Inzwischen die Nudeln in etwa 300 Milliliter in einem zweiten Topf bißfest garen. Die Instantbrühe in die Gemüsesuppe einrühren. Die Nudeln auf ein Sieb schütten, gut abtropfen lassen, dann unter die Suppe mischen und das Ganze mit Schnittlauch bestreuen. Zum Nachtisch die Äpfel essen.

Zwischenmahlzeit

Knäckebrot mit Radieschen

10 g Eiweiß, 4 g Fett, 16 g Kohlenhydrate (26 mg Harnsäure)

2 Scheiben Vollkornknäckebrot (à 10 g)
3 EL körniger Frischkäse (75 g)
einige Radieschen (ca. 50 g)
weißer Pfeffer, 1 EL Schnittlauchröllchen

Die Knäckebrote mit Frischkäse bestreichen. Die Radieschen waschen, putzen, in Scheiben schneiden und auf dem frischkäse verteilen, dann mit Pfeffer würzen und mit Schnittlauch bestreuen.

Abendessen

Brokkoli-Kartoffel-Gratin

28 g Eiweiß, 11 g Fett, 58 g Kohlenhydrate (201 mg Harnsäure)

300 g Brokkoli, geputzt
300 g Kartoffeln, geschält
Salz, 100 ml heiße Vollmilch
1 TL Halbfettmargarine (5 g)
weißer Pfeffer, geriebene Muskatnuß
2 EL geriebener Parmesan (20 g)

Den Brokkoli waschen, putzen, in nicht zu kleine Röschen teilen und die Stiele in mundgerechte Stücke schneiden. Etwa 1 Liter Wasser zum Kochen bringen und den Brokkoli darin zugedeckt bei milder Hitze etwa 7 Minuten garen. Inzwischen die Kartoffeln waschen, schälen und in Stücke schneiden. Knapp mit Wasser bedeckt aufkochen und zugedeckt etwa 18 Minuten bei milder Hitze kochen lassen. Den Brokkoli mit einer Schaumkelle aus dem Wasser nehmen und auf einen Sieb abtropfen lassen. Den Backofen auf 180 °C vorheizen. Die Kartoffeln abgießen, im Topf mit Salz bestreuen, zerstampfen und die heiße Milch darübergießen. Mit einem Schneebesen gut verrühren, die Halbfettmargarine darunterrühren und die Masse mit Pfeffer und Muskat würzen. Den Brokkoli in einer flachen Gratinform verteilen, dazwischen mit einem Teelöffel die Kartoffelmasse setzen, das Ganze mit Käse bestreuen und im Backofen auf mittlerer Einschubleiste etwa 15 Minuten überbacken.

1. Tag

Insgesamt am 1. Tag:

86 g Eiweiß, 31 g Fett, 205 g Kohlenhydrate

502 mg Harnsäure

Sie können mittags schon den Brokkoli für das Abendessen mitkochen. Garen Sie ihn separat in reichlich leicht gesalzenem Wasser etwa 7 Minuten.

2. Tag

Insgesamt am 2. Tag: 1519 kcal

Frühstück: 335 kcal
Zwischenmahlzeit: 335 kcal
Mittagessen: 441 kcal
Zwischenmahlzeit: 142 kcal
Abendessen: 403 kcal

Frühstück

Haferflockenmüsli mit Apfel

11 g Eiweiß, 12 g Fett, 45 g Kohlenhydrate (101 mg Harnsäure)

5 EL Vollkornhaferflocken (50 g)
1/2 TL Leinsamen (2 g)
1 TL gemahlene Haselnüsse (5 g)
1 kleiner Apfel (100 g)
100 ml Vollmilch
Süßstoff nach Geschmack

Die Haferflocken zusammen mit dem Leinsamen und den Nüssen in einem Schälchen mischen. Den Apfel waschen, vierteln, das Kerngehäuse herausschneiden und das Fruchtfleisch würfeln. Unter die Haferflockenmischung mengen, die Milch darübergeben und das Ganze mischen. Mit Süßstoff abschmecken.

Zwischenmahlzeit

Tomatendrink / Knäckebrot

10 g Eiweiß, 5 g Fett, 23 g Kohlenhydrate (40 mg Harnsäure)

200 ml Tomatensaft, schwarzer Pfeffer
1 EL Schnittlauchröllchen
2 Scheiben Vollkornknäckebrot (à 10 g)
2 TL Halbfettmargarine (10 g)
1 Stück Salatgurke (ca. 150 g)
2 EL körniger Frischkäse (50 g)

Statt Gurken können Sie auch geraspelte Karotten und feingewürfelte rote Paprika auf das Brot legen.

Tomatensaft und Pfeffer verquirlen und mit der Hälfte des Schnittlauchs bestreuen. Die Knäckebrote dünn mit Margarine bestreichen. Das Gurkenstück waschen, in Scheiben schneiden und diese auf den Broten schuppenartig anordnen. Auf jedes Brot 1 Eßlöffel Frischkäse verteilen, mit Pfeffer übermahlen und mit dem restlichen Schnittlauch bestreuen.

Mittagessen

Kabeljau mit Tomaten

34 g Eiweiß, 13 g Fett, 47 g Kohlenhydrate (225 mg Harnsäure)

40 g Vollkornreis (Rohgewicht), Salz
150 g Kabeljaufilet, 2 EL Zitronensaft
weißer Pfeffer, Paprikapulver edelsüß
1 EL Weizenvollkornmehl (15 g)
1 EL Sonnenblumenöl (10 g)
1 kleine Zwiebel (20 g)
1 kleine Knoblauchzehe
300 g Fleischtomaten
getrocknete Kräuter (Basilikum, Oregano)
1 Prise Gemüsebrühe (Instantpulver)
1 TL saure Sahne, 10 % Fett (10 g)

Etwa 125 Milliliter Wasser aufkochen und den Reis sowie etwas Salz hinzugeben. Aufwallen lassen, dann zugedeckt etwa 20 Minuten bei schwacher Hitze ausquellen lassen. Das Fischfilet kalt abspülen, mit Küchenkrepp trockentupfen und beide Seiten mit Zitronensaft beträufeln. Kurz durchziehen lassen, dann wieder abtupfen und mit Pfeffer, Salz und Paprika würzen. Das Mehl auf das Fischfilet stäuben. In einer beschichteten Pfanne das Öl erhitzen, das Fischfilet darin von beiden Seiten rasch anbraten, dann auf ein Stück Alufolie legen und einschlagen. Das Päckchen auf den Reis in den Topf legen und so den Fisch fertigdünsten. Die Zwiebel und die Knoblauchzehe abziehen, fein würfeln, in den Bratenfond geben und bei schwacher Hitze anbraten. Die Fleischtomaten waschen, den Stielansatz jeweils entfernen und das Fruchtfleisch würfeln. In die Pfanne geben, kurz andünsten, die Kräuter untermischen und 2 Eßlöffel Wasser einrühren. Zugedeckt bei schwacher Hitze 2 Minuten durchköcheln, mit Pfeffer, Salz und Instantbrühe abschmecken und mit saurer Sahne abrunden. Den Fisch aus der Folie nehmen, mit Reis und Tomaten anrichten.

Zwischenmahlzeit

Bananenjoghurt

7 g Eiweiß, 1 g Fett, 28 g Kohlenhydrate (30 mg Harnsäure)

1 kleine Banane, geschält (100 g)
150 g gerührter Magermilchjoghurt
1 TL Weizenkleie (3 g), Süßstoff

Die Banane schälen, kleinschneiden und unter den Joghurt rühren. Die Kleie untermischen und das Ganze mit Süßstoff abschmecken.

Abendessen

Bunter Nudelsalat

25 g Eiweiß, 14 g Fett, 43 g Kohlenhydrate (132 mg Harnsäure)

50 g Vollkornnudeln (Rohgewicht), Salz
1 kleine Paprikaschote, geputzt (100 g)
1 Stück Salatgurke, geschält (100 g)
1 EL Maiskörner aus der Dose (25 g)
2 Scheiben gekochter Schinken ohne Fettrand (50 g), weißer Pfeffer
1 knapper TL mittelscharfer Senf
1 TL Apfelessig
1 EL Sonnenblumenöl (10 g)
2 EL Schnittlauchröllchen

Nudeln nach Packungsanweisung bißfest garen und abkühlen lassen. Inzwischen Paprika und Gurke fein würfeln und zusammen mit dem Mais mischen. Den Schinken in feine Streifen schneiden und untermengen. Die Nudeln unter die Gemüsemischung mengen und alles mit Pfeffer und Salz würzen. Senf, Apfelessig, Öl und Schnittlauch verrühren, unter die Nudelmischung geben und wenden. Einige Minuten zugedeckt ziehen lassen.

2. Tag

Insgesamt am 2. Tag:

86 g Eiweiß, 45 g Fett, 186 g Kohlenhydrate

528 mg Harnsäure

Roher Reis ergibt etwa die dreifache Menge an gekochtem Reis.

3. Tag

Insgesamt am 3. Tag: 1481 kcal

Frühstück: 362 kcal
Zwischenmahlzeit: 152 kcal
Mittagessen: 422 kcal
Zwischenmahlzeit: 152 kcal
Abendessen: 393 kcal

Sie können zum Frühstück noch ein kleines Glas Orangen- oder Tomatensaft (100 ml) trinken.

Frühstück

Garniertes Baguettebrötchen

23 g Eiweiß, 13 g Fett, 38 g Kohlenhydrate (91 mg Harnsäure)

1 Vollkornbaguettebrötchen (ca. 80 g)
2 TL Halbfettmargarine (10 g)
einige schöne Salatblätter
1/2 Kästchen Kresse (10 g)
100 g Tomatenscheiben
1/2 kleine Zwiebel, gewürfelt (10 g)
1 Stückchen rote Paprikaschote (ca. 50 g)
1/2 runder Camembert, 30 % F. i. Tr. (62,5 g)

Das Brötchen halbieren, jede Hälfte mit Halbfettmargarine bestreichen und mit Salatblättern belegen. Die Kresse darauf streuen. Auf eine Hälfte die Tomaten und die Zwiebeln verteilen, auf die andere die Paprikawürfel. Den Käse in Scheiben schneiden und darauf legen.

Zwischenmahlzeit

Fruchtsalat

2 g Eiweiß, 1 g Fett, 32 g Kohlenhydrate (56 mg Harnsäure)

2 Scheiben frische Ananas (ca. 150 g)
1 kleiner Apfel, 1 TL Weizenkeime (3 g)
1 EL Zitronensaft
1–2 Tropfen Süßstoff

Von den Ananasscheiben den Rand entfernen und das Fruchtfleisch kleinschneiden. Den Apfel waschen, vierteln, das Kerngehäuse entfernen und das Fruchtfleisch kleinschneiden. Zusammen mit den Weizenkeimen und dem Zitronensaft unter die Ananasstücke mischen und das Ganze mit Süßstoff abschmecken.

Mittagessen

Sauerkraut mit Kochschinken

34 g Eiweiß, 8 g Fett, 49 g Kohlenhydrate (219 mg Harnsäure)

250 g Sauerkraut, 1/2 Lorbeerblatt
2 Wacholderbeeren, 2 Nelken
1 Scheibe frische Ananas (ca. 75 g)
1/2 kleiner Apfel, geschält (50 g)
1 Msp. Gemüsebrühe (aus Instantpulver)
1 dicke Scheibe gekochter Schinken ohne Fettrand, gewürfelt (ca. 80 g)
200 g Kartoffeln, geschält
Salz, 50 ml heiße Milch
1 TL Halbfettmargarine (5 g)
geriebene Muskatnuß

Das Sauerkraut zusammen mit Lorbeerblatt, Wacholderbeeren und Nelken in 3 Eßlöffel Wasser bei milder Hitze etwa 10 Minuten kochen. Die Ananasscheibe kleinschneiden und zum Sauerkraut geben. Die Apfelhälfte schälen, halbieren, das Kerngehäuse herausschneiden, das Fruchtfleisch würfeln und unter das Sauerkraut mischen. Noch etwas Wasser dazugeben, dann die Instantbrühe einrühren. Den Schinken untermischen, alles etwa 10 Minuten leise köcheln lassen. Die Kartoffeln in Stücke schneiden und etwa 20 Minuten garen, grob zerstampfen und mit einem Schneebesen die heiße Milch rasch unterrühren. Die Halbfettmargarine untermengen, mit Salz und Muskat würzen und mit dem Sauerkraut servieren.

Zwischenmahlzeit

Orangen-Apfel-Quark

14 g Eiweiß, 1 g Fett, 18 g Kohlenhydrate (30 mg Harnsäure)

1 kleine Orange, geschält (100 g)
1/2 kleiner Apfel (50 g)
1/2 TL Leinsamen (2 g)
100 g Magerquark
1 EL Zitronensaft, Süßstoff

Die Orange in Spalten teilen und diese kleinschneiden. Den Apfel waschen, vierteln, das Kerngehäuse entfernen und die Apfelviertel kleinschneiden. Das Obst zusammen mit dem Leinsamen in einem Schälchen mischen. Den Quark mit dem Zitronensaft glattrühren, mit Süßstoff abschmecken und daruntermischen.

Abendessen

Gedünsteter Fenchel mit Pellkartoffeln

15 g Eiweiß, 16 g Fett, 46 g Kohlenhydrate (89 mg Harnsäure)

200 g kleine Kartoffeln
300 g Fenchelgemüse mit Grün
1 TL Pflanzenmargarine (5 g)
weißer Pfeffer, Salz, 2 EL Sahne (20 g)
1 Msp. Gemüsebrühe (aus Instantpulver)
2 EL saure Sahne, 10 % Fett (50 g)
2 EL Schnittlauchröllchen
200 ml Tomatensaft

Die Kartoffeln waschen und knapp mit Wasser bedeckt etwa 20 Minuten zugedeckt garen. Inzwischen den Fenchel waschen, putzen, die Stiele und das Grün kleinschneiden und die Knollen in mundgerechte Stücke teilen. In einem Topf die Margarine erhitzen, die Stiele und das Grün kurz darin andünsten, dann die Fenchelstücke dazugeben und andünsten. Mit Pfeffer und Salz würzen und die Sahne untermischen. Das Gemüse zugedeckt etwa 5 Minuten köcheln lassen, dann 2 Eßlöffel Wasser, Instantbrühe, saure Sahne und Schnittlauch untermischen und nochmals aufkochen lassen. Die Kartoffeln abgießen und mit dem Gemüse servieren. Dazu Tomatensaft trinken.

3. Tag

Insgesamt am 3. Tag:

87 g Eiweiß, 40 g Fett, 182 g Kohlenhydrate

485 mg Harnsäure

4. Tag

Insgesamt am 4. Tag: 1485 kcal

Frühstück: 363 kcal
Zwischenmahlzeit: 172 kcal
Mittagessen: 455 kcal
Zwischenmahlzeit: 139 kcal
Abendessen: 356 kcal

Frühstück

Fruchtsalat mit Cornflakes

11 g Eiweiß, 1 g Fett, 77 g Kohlenhydrate (99 mg Harnsäure)

1 kleine, vollreife Banane, geschält (100 g)
1 kleine Orange, geschält (100 g)
125 g gerührter Magermilchjoghurt
Süßstoff
30 g Cornflakes, ungezuckert
200 ml Orangensaft

Die Früchte schälen und kleinschneiden, mischen und den Joghurt untermengen. Das Ganze mit Süßstoff abschmekken, dann die Cornflakes daruntermischen. Den Orangensaft dazu trinken.

Zwischenmahlzeit

Brötchen mit Gemüseaspik

7 g Eiweiß, 5 g Fett, 26 g Kohlenhydrate (47 mg Harnsäure)

1 Vollkornbrötchen (ca. 50 g)
2 TL Halbfettmargarine (10 g)
einige schöne Salatblätter
2 Scheiben Gemüseaspik (ca. 30 g)
1 kleine Gewürzgurke (25 g)
150 ml Tomatensaft

Weichen Sie nach dem Frühstück die Grünkernkörner für das Abendessen ein.

Das Brötchen quer durchschneiden und beide Hälften mit Halbfettmargarine bestreichen. Die Salatblätter auf die Brötchenhälften legen und darauf jeweils 1 Scheibe Gemüseaspik geben. Die Gurke in Scheiben schneiden und anrichten. Den Tomatensaft dazu trinken.

Mittagessen

Gemüsepfanne mit Reis

14 g Eiweiß, 17 g Fett, 61 g Kohlenhydrate (96 mg Harnsäure)

40 g Naturreis (Rohgewicht), Salz
1 kleine Zwiebel (20 g)
1 kleine Paprikaschote, geputzt (100 g)
1 kleiner Zucchini, geputzt (200 g)
1 Karotte (80 g)
1 Stückchen Lauch (25 g)
1 EL Sonnenblumenöl (10 g)
3 EL Maiskörner (aus der Dose oder TK-Ware, 75 g)
2 EL Soja- oder Mungbohnensprossen (30 g)
125 ml Gemüsebrühe (aus Instantpulver)
2 EL feingewiegte, frische Kräuter
weißer Pfeffer, Currypulver mild
1 EL Sahne (10 g)

Etwa 100 Milliliter Wasser aufkochen, den Reis zusammen mit etwas Salz hineingeben und zugedeckt bei schwacher Hitze etwa 20 Minuten körnig kochen. Inzwischen die Zwiebel abziehen und fein würfeln. Das restliche frische Gemüse waschen, putzen und in feine Streifen schneiden. Das Öl in einer beschichteten Pfanne erhitzen, die Zwiebel darin glasig dünsten, dann das zerkleinerte Gemüse dazugeben und von allen Seiten andünsten. Den Mais und die Keimlinge untermischen und die Gemüsebrühe angießen. Das Ganze zugedeckt etwa 5 Minuten durchköcheln lassen, die Kräuter untermengen und das Gemüse mit Pfeffer, Curry und Salz würzen. Den fertigen Reis und die Sahne daruntermischen.

Zwischenmahlzeit

Karottenrohkost

5 g Eiweiß, 1 g Fett, 24 g Kohlenhydrate (71 mg Harnsäure)

200 g Karotten, geputzt
1 kleiner Apfel (100 g)
1 TL Weizenkeime (3 g), weißer Peffer
Salz, Zitronensaft, Süßstoff
2 EL gerührter Magermilchjoghurt (50 g)

Die Karotten raspeln. den Apfel waschen, vierteln, das Kerngehäuse entfernen und die Apfelviertel raspeln. Karotten- und Apfelraspel sowie die Weizenkeime miteinander vermengen, mit Pfeffer, Salz, Zitronensaft und Süßstoff abschmecken und dann den Joghurt daruntermischen.

Abendessen

Cannelloni mit Spinatfüllung

19 g Eiweiß, 11 g Fett, 44 g Kohlenhydrate (137 mg Harnsäure)

150 g frischer Blattspinat, geputzt
1 kleine Zwiebel (20 g), 1 Knoblauchzehe
1 TL Sonnenblumen- oder Weizenkeimöl
2 EL Grünkern (20 g Rohgewicht,
am Mittag eingeweicht)
weißer Pfeffer, Salz, 1 TL Zitronensaft
1 Msp. Gemüsebrühe (aus Instantpulver)
4 Rollen Cannelloni (40 g Rohgewicht)
1 EL geriebener Parmesan (10 g)

Den Spinat kochendheiß überbrühen, abtropfen lassen. Zwiebel und Knoblauchzehe abziehen, fein würfeln und in heißem Öl andünsten, Spinat dazugeben, kurz mitdünsten. Die Grünkernkörner und 5 Eßlöffel Einweichwasser dazugeben, mit Pfeffer, Salz, Zitronensaft und Instantbrühe verrühren. Zugedeckt etwa 5 Minuten köcheln, dann abkühlen lassen. Den Backofen auf 180 °C vorheizen. Die Spinatmasse in die Nudelrollen füllen und diese nebeneinander in eine flache, hitzefeste Form legen. Die restliche Spinatmasse darum herum und dazwischen verteilen, das Ganze mit Käse bestreuen und zugedeckt im Backofen auf mittlerer Einschubleiste etwa 20 Minuten garen.

4. Tag

Insgesamt am 4. Tag:

56 g Eiweiß, 35 g Fett, 232 g Kohlenhydrate

450 mg Harnsäure

Die Cannelloni kann man auch mit anderem Gemüse füllen.

5. Tag

Insgesamt am 5. Tag: 1502 kcal

Frühstück: 361 kcal
Zwischenmahlzeit: 126 kcal
Mittagessen: 483 kcal
Zwischenmahlzeit: 189 kcal
Abendessen: 343 kcal

Frühstück

Belegte Vollkornbrote

18 g Eiweiß, 6 g Fett, 58 g Kohlenhydrate (112 mg Harnsäure)

2 Scheiben Roggenvollkornbrot (à 45 g)
2 TL Halbfettmargarine (10 g)
1/2 Kästchen Kresse (10 g)
2 Scheiben Gemüseaspik (30 g)
2 Radieschen, geputzt (20 g)
1 Scheibe gekochter Schinken ohne Fettrand (25 g)
1 kleine Gewürzgurke (25 g)
1 Banane, geschält (100 g)

Das Brot mit Margarine bestreichen. Auf einer Scheibe Kresse und Aspikscheiben anordnen. Die Radieschen in Scheiben schneiden und darauf legen. Auf das zweite Brot den Schinken legen, die Gurke auf dem Schinken anrichten. Die Banane zum Frühstück servieren.

Zwischenmahlzeit

Orangenjoghurt

8 g Eiweiß, 1 g Fett, 18 g Kohlenhydrate (54 mg Harnsäure)

1 kleine Orange, geschält (100 g)
1 TL Weizenkeime (3 g)
1 TL Vollkornhaferflocken (5 g)
150 g Magermilchjoghurt, Süßstoff

Die Orange schälen, in Spalten teilen, diese kleinschneiden und zusammen mit den Weizenkeimen und den Haferflocken unter den Joghurt mischen. Mit Süßstoff abschmecken.

Mittagessen

Rösti mit Salat

12 g Eiweiß, 21 g Fett, 58 g Kohlenhydrate (76 mg Harnsäure)

350 g Kartoffeln, geschält
2 EL Sonnenblumenöl (20 g)
weißer Pfeffer
geriebene Muskatnuß
Salz
100 g Kopfsalat oder anderer Blattsalat
50 g Radieschen, geputzt
1 Kästchen Kresse (20 g)
1 EL Zitronensaft
1 TL mittelscharfer Senf
2 EL gerührter Magermilchjoghurt (50 g)
Süßstoff

Die Kartoffeln waschen, schälen und grob raspeln. In einer beschichteten Pfanne das Öl erhitzen, die Kartoffelraspel darin ausbreiten, mit Pfeffer, Muskat und Salz kräftig würzen und bei mittlerer Hitze anbraten. Vorsichtig wenden, die Hitze reduzieren und das Ganze zugedeckt in etwa 10 Minuten fertigdünsten. Inzwischen den Salat waschen, putzen und die Blätter in mundgerechte Stücke pflücken. Die Radieschen in Scheiben schneiden. Die Kresse zusammen mit den Radieschen unter den Salat mischen. Zitronensaft, Senf und Joghurt miteinander verrühren, mit Pfeffer und Salz würzen und mit Süßstoff abschmecken. Unter den Salat heben. Die fertigen Rösti abschmecken und mit dem Salat servieren.

Zwischenmahlzeit

Vollkornbrot mit Ei

10 g Eiweiß, 9 g Fett, 18 g Kohlenhydrate (36 mg Harnsäure)

1 Scheibe Roggenvollkornbrot (45 g)
1 TL Halbfettmargarine (5 g)
1 hartgekochtes Ei (Gewichtsklasse 4)
weißer Pfeffer, Salz
1 TL Schnittlauchröllchen

Das Brot mit Halbfettmargarine bestreichen, das Ei pellen, in Scheiben schneiden und darauf legen. Mit Pfeffer und Salz würzen und mit Schnittlauch bestreuen.

Abendessen

Bandnudeln mit Champignons

17 g Eiweiß, 10 g Fett, 47 g Kohlenhydrate (185 mg Harnsäure)

70 g Vollkorn-Bandnudeln (Rohgewicht)
Salz, 200 g frische Champignons, geputzt
1/2 kleine Zwiebel, gewürfelt (10 g)
1 TL Sonnenblumenmargarine (5 g)
Pfeffer, geriebene Muskatnuß
2 EL feingewiegte Petersilie
1 Spritzer Zitronensaft, 1 EL Sahne (10 g)
1 Msp. Gemüsebrühe (aus Instantpulver)

Die Nudeln nach Packungsvorschrift etwa 10 Minuten bißfest garen. Inzwischen die Champignons blättrig schneiden. In einer Kasserolle die Margarine erhitzen und die Zwiebelwürfel darin glasig dünsten. Die Champignons dazugeben und unter vorsichtigem Rühren rundherum andünsten. Mit Pfeffer, Muskat und Salz würzen, die Petersilie und den Zitronensaft untermengen und das Ganze etwa 5 Minuten bei schwacher Hitze dünsten. Die Sahne und die Instantbrühe untermischen. Die Nudeln auf ein Sieb schütten, gut abtropfen lassen, auf einen Teller geben und die Champignons mit der Sauce darauf anrichten.

5. Tag

Insgesamt am 5. Tag:

65 g Eiweiß, 56 g Fett, 200 g Kohlenhydrate

463 mg Harnsäure

Verwenden Sie möglichst Vollkornnudeln. 100 g rohe Nudeln ergeben etwa 250 g gekochte Nudeln.

6. Tag

Insgesamt am 6. Tag: 1471 kcal

Frühstück: 335 kcal
Zwischenmahlzeit: 136 kcal
Mittagessen: 474 kcal
Zwischenmahlzeit: 146 kcal
Abendessen: 380 kcal

Frühstück

Vollkornbrot / Apfelschnitte

16 g Eiweiß, 6 g Fett, 52 g Kohlenhydrate (54 mg Harnsäure)

2 Scheiben Roggenvollkornbrot (à 45 g)
100 g körniger Frischkäse
1 EL Schnittlauchröllchen
weißer Pfeffer, 1/2 kleiner Apfel (50 g)
1 TL Honig (10 g)

Das Brot mit Frischkäse bestreichen, auf eine Scheibe den Schnittlauch streuen und leicht mit Pfeffer würzen. Den Apfel waschen, halbieren, eine Hälfte für die Zwischenmahlzeit aufheben, die andere halbieren, das Kerngehäuse entfernen und die Apfelstücke in schmale Spalten schneiden. Sie auf dem zweiten Brot anordnen und mit Honig beträufeln.

Statt Honig können Sie auch Zuckerrübensirup verwenden. Er enthält weniger Kalorien und Zucker.

Zwischenmahlzeit

Karottenmix

7 g Eiweiß, 1 g Fett, 28 g Kohlenhydrate (61 mg Harnsäure)

150 g Karotten, geputzt
1/2 kleiner Apfel (50 g)
1 TL Weizenkeime (3 g)
Saft von 1/2 kleinen Orange (ca. 4 EL)
1 EL Zitronensaft, Süßstoff
100 g gerührter Magermilchjoghurt

Die Karotten raspeln. Die Apfelhälfte halbieren, das Kerngehäuse entfernen und die Apfelstücke ebenfalls raspeln. Die Karotten- und Apfelraspel zusammen mit den Weizenkeimen fein pürieren. Den Orangen- und Zitronensaft untermischen. Den Joghurt darunterrühren und das Ganze mit Süßstoff abschmecken.

Mittagessen

Putengeschnetzeltes mit Reis

30 g Eiweiß, 14 g Fett, 56 g Kohlenhydrate (233 mg Harnsäure)

50 g Naturreis (Rohgewicht), Salz
80 g Putenschnitzel (Brust)
1 kleine Zwiebel, gewürfelt (20 g)
1 kleine Paprikaschote, geputzt (100 g)
100 g Fenchelknolle mit Grün, geputzt
1 Scheibe frische Ananas
(ca. 75 g Fruchtfleisch)
1 EL Sonnenblumenmargarine (10 g)
2 EL Mungobohnenkeimlinge Glas (30 g)
weißer Pfeffer, Paprikapulver edelsüß
Currypulver
100 ml Gemüsebrühe (aus Instantpulver)
1 EL saure Sahne, 10 % Fett (25 g)

Den Reis in 100 ml Salzwasser aufkochen und zugedeckt bei schwacher Hitze etwa 20 Minuten ausquellen lassen. Inzwischen das Fleisch, die Paprikaschote und den Fenchel in Streifen schneiden. Von der Ananasscheibe den Rand wegschneiden, das Fruchtfleisch kleinschneiden. Die Margarine in einer beschichteten Pfanne erhitzen, zunächst die Zwiebelwürfel darin anbraten, dann die Fleischstreifen dazugeben und unter gelegentlichem Wenden scharf anbraten. Die Hitze reduzieren und das Gemüse, die Ananasstücke sowie die Keimlinge dazugeben. Unter gelegentlichem Wenden andünsten, mit Pfeffer, Paprika, Curry und Salz würzen und die Brühe angießen. Zugedeckt bei schwacher Hitze etwa 10 Minuten garen, die saure Sahne einrühren und das Ganze mit dem Reis servieren.

Zwischenmahlzeit

Grapefruitsalat

5 g Eiweiß, 6 g Fett, 28 g Kohlenhydrate (58 mg Harnsäure)

1 rosa Grapefruit (200 g Fruchtfleisch)
1 TL Weizenkeime (3 g)
1 TL geriebene Haselnußkerne (5 g)
2 EL gerührter Magermilchjoghurt (50 g)
Süßstoff nach Geschmack

Die Grapefruit quer halbieren und die Filets auslösen. Mit den Weizenkeimen und den Nüssen in ein Schälchen geben, den Joghurt untermischen und mit Süßstoff abschmecken.

Abendessen

Große Salatschüssel mit Feta

20 g Eiweiß, 16 g Fett, 35 g Kohlenhydrate (120 mg Harnsäure)

1 kleiner Zucchini, geputzt (150 g)
2 Tomaten, geputzt (150 g)
100 g Fenchelknolle mit Grün, geputzt
1 kleine Paprikaschote, geputzt (100 g)
100 g Maiskörner aus der Dose
1 kleine Zwiebel (20 g)
1 Stückchen Knoblauchzehe
50 g Kopfsalat oder ein anderer Blattsalat
2 EL Apfelessig, 1/2 TL mittelscharfer Senf
weißer Pfeffer, Salz, Süßstoff
1 TL Sonnenblumenöl (5g)
50 g Feta, 40 % F. i. Tr.
2 EL Schnittlauchröllchen

Das Gemüse in Scheiben schneiden. Die Maiskörner abtropfen lassen. Die Zwiebel abziehen und in Ringe schneiden. Die Knoblauchzehe abziehen und eine Salatschüssel damit ausreiben. Den Salat waschen, putzen und mundgerecht zerpflücken. Den Apfelessig zusammen mit Senf, Pfeffer, Salz und Süßstoff in die Schüssel geben und verrühren, dann das Öl daruntermischen. Das Gemüse hineingeben und wenden. Den Feta in kleine Würfel schneiden und zusammen mit dem Schnittlauch über den Salat streuen.

6. Tag

Insgesamt am 6. Tag:

77 g Eiweiß, 43 g Fett, 198 g Kohlenhydrate

526 mg Harnsäure,

Sie können auch andere Salat- und Gemüsesorten der Saison verwenden.

7. Tag

Insgesamt am 7. Tag: 1447 kcal

Frühstück: 348 kcal
Zwischenmahlzeit: 178 kcal
Mittagessen: 448 kcal
Zwischenmahlzeit: 124 kcal
Abendessen: 349 kcal

Verwenden Sie stets Magermilchjoghurt, er ist besonders cremig und angenehm mild im Geschmack.

Frühstück

Müsli mit Früchten

13 g Eiweiß, 4 g Fett, 64 g Kohlenhydrate (151 mg Harnsäure)

1 kleine Banane, geschält (100 g)
1 kleine Orange, geschält (100 g)
5 EL Vollkornhaferflocken (50 g)
1 TL Weizenkeime (3 g)
100 g gerührter Magermilchjoghurt
Süßstoff

Die Früchte schälen, kleinschneiden und zusammen mit den Haferflocken und den Weizenkeimen mischen, den Joghurt unterrühren und das Müsli mit Süßstoff abschmecken.

Zwischenmahlzeit

Knäckebrot mit Harzer Käse

18 g Eiweiß, 5 g Fett, 15 g Kohlenhydrate (38 mg Harnsäure)

2 Scheiben Vollkornknäckebrot (à 10 g)
2 TL Halbfettmargarine (10 g)
1 Tomate (70 g), 50 g Harzer Käse
1 TL Schnittlauchröllchen

Die Knäckebrotscheiben mit Halbfettmargarine bestreichen. Die Tomate waschen, den Stielansatz herausschneiden und die Frucht in dünne Scheiben schneiden. Den Harzer ebenfalls in dünne Scheiben schneiden. Die Tomaten- und Harzerscheiben abwechselnd schuppenartig auf die Brote legen, dann mit Schnittlauch bestreuen.

Mittagessen

Kartoffelsuppe mit Croûtons

14 g Eiweiß, 12 g Fett, 71 g Kohlenhydrate (121 mg Harnsäure)

250 g Kartoffeln
100 g Karotten, geputzt
1 Stückchen Lauch, geputzt (50 g)
1 Stückchen Sellerieknolle, geputzt (50 g)
1/2 kleine Zwiebel (10 g)
1 TL Diät- oder Pflanzenmargarine (5 g)
500 ml Gemüsebrühe (aus Instantpulver)
1 EL saure Sahne, 10 % Fett (25 g)
1 EL Sahne, 30 % Fett (10 g)
1/2 TL getrockneter Majoran
weißer Pfeffer, geriebene Muskatnuß
Salz, 1 EL feingewiegte Petersilie
2 Scheiben Vollkorntoastbrot (à 25 g)

Die Kartoffeln waschen, schälen und in kleine Würfel schneiden. Die Karotten, den Lauch und den Sellerie waschen, putzen und in feine Streifen schneiden. Die Zwiebelhälfte abziehen und fein würfeln. In einem weiten Topf die Margarine erhitzen und die Zwiebelwürfel darin glasig dünsten. Das restliche Gemüse dazugeben und alles unter gelegentlichem Umrühren 2–3 Minuten bei mäßiger Hitze andünsten. Die Brühe dazugeben und das Ganze zugedeckt 15–20 Minuten köcheln lassen. Das Gemüse in der Brühe mit einem Passierstab grob pürieren. Die saure Sahne, die Sahne und den Majoran einrühren und die Suppe noch etwa 3 Minuten zugedeckt köcheln lassen. Dann mit Pfeffer, Muskat und Salz abschmecken und die Petersilie unterrühren. Das Brot goldbraun toasten, in Würfel schneiden und auf die Suppe streuen.

Zwischenmahlzeit

Orangencocktail

7 g Eiweiß, 1 g Fett, 20 g Kohlenhydrate (32 mg Harnsäure)

1 kleine Orange, geschält (100 g)
Saft von 1/2 Grapefruit
1 TL Weizenkeime (3 g)
125 g gerührter Magermilchjoghurt
Süßstoff

Die Orange schälen und das Fruchtfleisch kleinschneiden. In ein Rührgefäß geben, Grapefruitsaft sowie die Weizenkeime hinzugeben und das Ganze mit einem Passierstab pürieren. Den Joghurt unterrühren, den Drink mit Süßstoff abschmecken und in ein Glas füllen.

Abendessen

Pfeffermakrele auf Brot

25 g Eiweiß, 18 g Fett, 21 g Kohlenhydrate (206 mg Harnsäure)

100 g geräuchertes Makrelenfilet mit Pfeffer, ohne Haut
1 Scheibe Roggenvollkornbrot (45 g)
1 TL Halbfettmargarine (5 g)
einige schöne Salatblätter
1 Tomate (70 g)
1 kleine Zwiebel (20 g)
1/2 Kästchen Kresse (10 g)

Das Fischfilet quer durchschneiden. Die Brotscheibe mit Halbfettmargarine bestreichen. Die Salatblätter waschen, trockenschleudern und darauf legen. Die Tomate waschen, den Stielansatz herausschneiden und die Frucht in Scheiben schneiden. Die Tomatenscheiben schuppenartig auf die Salatblätter legen, darauf die Makrelenstücke legen. Die Zwiebel abziehen und in feine Ringe schneiden, diese auf den Fischfiletstücken anordnen. Die Kresse abschneiden und die Brote damit garnieren.

7. Tag

Insgesamt am 7. Tag:

77 g Eiweiß, 40 g Fett, 190 g Kohlenhydrate

568 mg Harnsäure

Die Haut von Fisch und Geflügel ist sehr reich an Purinen und enthält auch viel Cholesterin. Deshalb stets vor dem Verzehr entfernen!

7-Tages-Plan auf einen Blick

Tag	Frühstück	Zwischenmahlzeit	Mittagessen
1.	Vollkornbrot, herzhaft-süß	Bananenmix	Gemüseeintopf mit Nudeln
2.	Haferflockenmüsli mit Apfel	Tomatendrink / Knäckebrot	Kabeljau mit Tomaten
3.	Garniertes Baguette-brötchen	Fruchtsalat	Sauerkraut mit Kochschinken
4.	Fruchtsalat mit Cornflakes	Brötchen mit Gemüseaspik	Gemüsepfanne mit Reis
5.	Belegte Vollkornbrote	Orangenjoghurt	Rösti mit Salat
6.	Vollkornbrot mit Frischkäse und mit Honig	Karottenmix	Putengeschnetzeltes mit Reis
7.	Müsli mit Früchten	Knäckebrot mit Harzer Käse	Kartoffelsuppe mit Croûtons

Hinweis für Gichtpatienten: Diese Diät liefert insgesamt 3522 mg Harnsäure. Mit kleinen Einsparungen (z. B. kleinere Portion Pfeffermakrele am 7. Tag, siehe auch die Harnsäuretabelle auf den Seiten 30 und 31) ist sie als »purinarme« Diät (max. 3500 mg Harnsäure pro Woche) geeignet.

Zwischenmahlzeit	Abendessen	kcal	Harnsäure
Knäckebrot mit Radieschen	Brokkoli-Kartoffel-Gratin	1477 kcal	502 mg
Bananenjoghurt	Bunter Nudelsalat	1519 kcal	528 mg
Orangen-Apfel-Quark	Gedünsteter Fenchel mit Pellkartoffeln	1481 kcal	485 mg
Karottenrohkost	Cannelloni mit Spinatfüllung	1485 kcal	450 mg
Vollkornbrot mit Ei	Bandnudeln mit Champignons	1502 kcal	463 mg
Grapefruitsalat	Große Salatschüssel mit Feta	1471 kcal	526 mg
Orangencocktail	Pfeffermakrele auf Brot	1447 kcal	568 mg

Die Diät ist kalorienarm, enthält wenig Cholesterin, sie ist calciumreich und sie liefert reichlich essentielle Fettsäuren sowie Mineralstoffe, Vitamine und Ballaststoffe. Damit erfüllt sie alle Anforderungen an eine adäquate Kost bei rheumatischen Krankheiten. Die Rezepte sind leicht zuzubereiten, Zeit- und Kostenaufwand sind gering.

Rezeptteil

Alle Rezepte für 1 Person

Frühstücksvorschläge

Vollkornbrötchen mit Banane und Honig

11 g Eiweiß, 1 g Fett,
60 g Kohlenhydrate
62 mg Harnsäure, 284 kcal

1 Weizenvollkornbrötchen (ca. 50 g)
2 EL Magerquark (50 g)
1 kleine Banane (100 g geschält)
2 TL Honig (20 g)

Das Brötchen quer durchschneiden, beide Hälften mit Quark bestreichen. Die Banane schälen, in Scheiben schneiden und auf den Brötchenhälften verteilen. Den Honig darüberträufeln.

Sonnenblumenbrötchen mit Aprikosenmus

14 g Eiweiß, 5 g Fett,
40 g Kohlenhydrate
60 mg Harnsäure, 278 kcal

1 Beutel getrocknete Aprikosen (200 g)
4–5 EL Orangensaft
1 Sonnenblumenbrötchen
3 EL körniger Frischkäse (75 g)

Die Aprikosen durch den Fleischwolf (feine Scheibe) drehen und in einer Schüssel mit dem Orangensaft glattrühren. Einige Stunden quellen lassen, bis die Masse dicklich und streichfähig ist. In ein Glas füllen und kühl aufbewahren. Rasch verbrauchen. Das Brötchen quer durchschneiden und beide Hälften mit Frischkäse bestreichen. Auf jede Hälfte einen Eßlöffel (20 g) Aprikosenmus verteilen.

Das Aprikosenmus ergibt etwa 250 Gramm und hat pro 100 g folgende Nährwerte: 4 g Ei- weiß, 0,4 g Fett, 41 g Kohlenhydrate, 62 g Harnsäure, 202 kcal.

Pumpernickel mit Käse

16 g Eiweiß, 15 g Fett,
38 g Kohlenhydrate
63 mg Harnsäure, 346 kcal

2 Scheiben Pumpernickel (à 50 g)
2 TL Halbfettmargarine (10 g)
2 Scheiben deutscher Butterkäse,
45 % F. i. Tr. (40 g)
1 kleine Tomate (50 g)

Die Brotscheiben mit Halbfettmargarine bestreichen und auf jede eine Scheibe Käse legen. Die Tomate waschen, den Stielansatz herausschneiden und die Frucht in Scheiben schneiden. Die Tomatenscheiben auf den Broten anordnen.

Toastbrot mit Ei

11 g Eiweiß, 11 g Fett,
21 g Kohlenhydrate
61 mg Harnsäure, 222 kcal

2 Scheiben Vollkorntoastbrot (à 25 g)
2 TL Halbfettmargarine (10 g)
1/2 Kästchen Kresse (10 g)
1 hartgekochtes Ei (Gewichtsklasse 4)
etwas Salz

Die Toastbrotscheiben rösten und die Halbfettmargarine darauf streichen. Die Kresse abschneiden und darauf verteilen. Das Ei pellen, in Scheiben schneiden, auf die Brote legen und leicht salzen.

Rührei mit Toastbrot

18 g Eiweiß, 24 g Fett,
22 g Kohlenhydrate
57 mg Harnsäure, 369 kcal

2 Eier (Gewichtsklasse 4)
Salz
2 EL Milch (20 g)
1 EL Sonnenblumenöl (10 g)
2 Scheiben Vollkorntoastbrot (à 25 g)
1 TL Schnittlauchröllchen

Die Eier zusammen mit dem Salz und der Milch verquirlen. In einer beschichteten Pfanne das Öl erhitzen, die Eiermasse hineingeben und stocken lassen. Mit einer Gabel zusammenschieben, damit flüssige Eiermasse nachläuft und das Rührei fertigbacken. Die Brote toasten, das Rührei darauf verteilen und mit Schnittlauch bestreuen.

Weizenmüsli mit Früchten

12 g Eiweiß, 1 g Fett,
42 g Kohlenhydrate
89 mg Harnsäure, 260 kcal

20 g Weizenkörner (Rohgewicht, am Vortag eingeweicht)
1 TL Weizenkeime (3 g)
1 kleine Banane, geschält (100 g)
1 kleine Orange, in Spalten
175 g gerührter Magermilchjoghurt
Süßstoff

Die eingeweichten Weizenkörner abgießen und zusammen mit den Weizenkeimen mischen. Banane und Orange kleinschneiden. Das Obst unter die Körner mischen, den Joghurt unterziehen und das Müsli mit Süßstoff abschmecken.

Alle Rezepte für 1 Person

Verwenden Sie für das Früchtemüsli Obst der Saison, also auch Erdbeeren, Himbeeren, Birnen, Nektarinen etc.

Alle Rezepte für 1 Person

Zwischenmahlzeiten

Pumpernickel mit Quark und Erdbeeren

10 g Eiweiß, 1 g Fett,
24 g Kohlenhydrate
44 mg Harnsäure, 151 kcal

1 Scheibe Pumpernickel (50 g)
2 EL Magerquark (50 g)
75 g frische Erdbeeren

Die Pumpernickelscheibe mit Quark bestreichen. Die Erdbeeren waschen, putzen, kleinschneiden und darauf verteilen.

Niemals frische Ananas, Kiwi und andere exotische Früchte mit Quark oder Joghurt mischen.

Kiwi-Knäcke

3 g Eiweiß, 5 g Fett,
14 g Kohlenhydrate
33 mg Harnsäure, 135 kcal

2 Scheiben Knäckebrot (à 10 g)
2 TL Halbfettmargarine
1 Kiwi (70 g)

Die Knäckebrote mit Halbfettmargarine bestreichen, die Kiwi schälen, in Scheiben schneiden und darauf anordnen.

Mandarinenschnitte

7 g Eiweiß, unter 1 g Fett,
31 g Kohlenhydrate
31 mg Harnsäure, 149 kcal

1 Scheibe Roggenvollkornbrot (45 g)
1 gehäufter EL Magerquark
1 Mandarine (40 g)
1 TL Honig

Das Brot mit Quark bestreichen. Die Mandarine schälen, in Spalten teilen und darauf legen. Den Honig darüberträufeln.

Knäckebrot mit Schinken

14 g Eiweiß, 5 g Fett,
7 g Kohlenhydrate
73 mg Harnsäure, 161 kcal

2 Scheibe Vollkornknäckebrot (à 10 g)
2 TL Halbfettmargarine
2 Scheiben gekochter Schinken
ohne Fettrand (à 20 g)
etwas geriebener Meerrettich
1 TL Schnittlauchröllchen

Die Knäckebrote mit Halbfettmargarine bestreichen, jedes mit 1 Scheibe Schinken belegen, etwas Meerrettich darauf geben und den Schnittlauch darüberstreuen.

Radieschenbrot

3 g Eiweiß, 4 g Fett,
8 g Kohlenhydrate
28 mg Harnsäure, 121 kcal

2 Scheiben Knäckebrot (à 10 g)
2 TL Halbfettmargarine (10 g)
75 g Radieschen, Salz
1 TL Schnittlauchröllchen

Die Knäckebrote mit Halbfettmargarine bestreichen. Die Radieschen waschen, putzen und in Scheiben schneiden, diese dicht an dicht auf die Brote legen, leicht salzen und mit Schnittlauch bestreuen.

Vollkornbrot mit Harzer Käse

19 g Eiweiß, 3 g Fett,
19 g Kohlenhydrate
39 mg Harnsäure, 181 kcal

1 Scheibe Roggenvollkornbrot (45 g)
1 TL Halbfettmargarine (5 g)
1 kleine Tomate (50 g)
50 g Harzer Käse, in Scheiben
1 TL Schnittlauchröllchen

Das Brot mit Halbfettmargarine bestreichen. Die Tomate waschen, den Stielansatz herausschneiden und die Frucht in Scheiben schneiden. Mit den Harzerscheiben auf dem Brot anordnen und den Schnittlauch darüberstreuen.

Kräuterfrischkäse

8 g Eiweiß, 7 g Fett,
unter 1 g Kohlenhydrate
5 mg Harnsäure, 111 kcal

1 Stückchen Salatgurke (75 g geschält)
1 EL frische, feingewiegte Kräuter
1/2 Becher körniger Frischkäse (100 g)
weißer Pfeffer
Salz

Das Gurkenstück schälen, fein würfeln und zusammen mit den Kräutern unter den Frischkäse mischen. Das Ganze mit Pfeffer und Salz abschmecken.

Melone mit Schinken

6 g Eiweiß, 9 g Fett,
25 g Kohlenhydrate
50 mg Harnsäure, 200 kcal

200 g Honigmelone (Fruchtfleisch)
25 g roher Schinken ohne Fettrand
in hauchdünnen Scheiben

Das Melonenstück in Spalten schneiden und zusammen mit dem Schinken auf einem Teller hübsch anrichten. Kühl servieren.

Alle Rezepte für 1 Person

Statt der Mandarine (Rezept »Mandarinenschnitte« auf Seite 52) können Sie auch Orangen- oder Grapefruitfilets auf das Brot legen.

Alle Rezepte für 1 Person

Bouillon mit Ei

8 g Eiweiß, 7 g Fett,
unter 1 g Kohlenhydrate
10 mg Harnsäure, 96 kcal

300 ml Bouillon (aus Instantpulver)
1 kleines Ei (Gewichtsklasse 4)
1 TL Schnittlauchröllchen

Die Bouillon nach Packungsanweisung zubereiten und aufkochen, das Ei mit dem Schnittlauch verquirlen und einrühren. Die Brühe nicht mehr kochen lassen.

Melone (Rezept »Melone mit Schinken« auf Seite 53) ist natürlich auch pur ein erfrischender Genuß. Sie enthält sehr wenig Harnsäure und ist in ihrem Harnsäuregehalt mit der Salatgurke vergleichbar.

Erdbeershake

7 g Eiweiß, 4 g Fett,
15 g Kohlenhydrate
38 mg Harnsäure, 135 kcal

150 g Erdbeeren
1 Spritzer Zitronensaft
150 g gerührter Magermilchjoghurt
1 EL Sahne (10 g)
Süßstoff

Die Erdbeeren waschen, putzen und kleinschneiden. Zusammen mit Zitronensaft, Joghurt und Sahne in ein Rührgefäß geben und mit einem Passierstab fein pürieren. Den Drink mit Süßstoff abschmecken und in ein Glas gießen.

Pfirsichdrink

8 g Eiweiß, 4 g Fett,
21 g Kohlenhydrate
26 mg Harnsäure, 157 kcal

1 vollreifer Pfirsich, entsteint (125 g)
1 TL geriebene Haselnüsse (5 g)
1 TL Zitronensaft, 175 g gerührter
Magermilchjoghurt, Süßstoff

Den Pfirisch waschen, halbieren, entsteinen und das Fruchtfleisch fein würfeln. Zusammen mit Nüssen, Zitronensaft und Joghurt in ein Rührgefäß geben und mit einem Passierstab fein pürieren. Den Drink mit Süßstoff abschmecken.

Birnen-Nuß-Shake

7 g Eiweiß, 3 g Fett,
8 g Kohlenhydrate
20 mg Harnsäure, 158 kcal

1 vollreife weiche Birne (125 g)
1 TL geriebene Walnußkerne
150 g gerührter Magermilchjoghurt
Süßstoff

Die Birne waschen, den Stiel entfernen, die Birne vierteln, das Kerngehäuse herausschneiden und das Fruchtfleisch kleinschneiden. Zusammen mit den Nüssen unter den Joghurt rühren und das Ganze mit Süßstoff abschmecken.

Alle Rezepte für 1 Person

Frischkäse mit Orangen

9 g Eiweiß, 5 g Fett,
11 g Kohlenhydrate
20 mg Harnsäure, 144 kcal

1 kleine Orange, geschält (100 g)
1/2 Becher körniger Frischkäse (100 g)

Die Orange schälen, die Filets aus den Häuten lösen, kleinschneiden und unter den Frischkäse mischen.

Gurkenmix

7 g Eiweiß, unter 1 g Fett,
10 g Kohlenhydrate
12 mg Harnsäure, 100 kcal

150 g Salatgurke
1 EL Zitronensaft
2 EL feingewiegter Dill
1 EL Schnittlauchröllchen
150 g gerührter Magermilchjoghurt
weißer Pfeffer
Salz

Das Gurkenstück schälen, kleinschneiden und zusammen mit Zitronensaft, Kräutern und Joghurt in ein Rührgefäß geben. Mit einem Passierstab fein pürieren, bis alles schön cremig ist. Den Drink mit Pfeffer und Salz abschmecken und in ein Glas gießen.

Rote-Bete-Cocktail

6 g Eiweiß, 1 g Fett,
22 g Kohlenhydrate
42 mg Harnsäure, 129 kcal

100 g Rote Bete,
frisch gekocht und geschält
1/2 kleine Zwiebel (10 g)
weißer Pfeffer, Salz
1 Spritzer Zitronensaft
geriebene Muskatnuß
100 g Buttermilch, 1 Tropfen Süßstoff
einige Schnittlauchröllchen
2 Scheiben Vollkornknäckebrot (à 10 g)

Eine größere Menge (z. B. 1 kg) kleine Rote-Bete-Knollen waschen, gut abbürsten und putzen, dann knapp mit Wasser bedeckt 30–45 Minuten zugedeckt garen (je nach Größe). Dann abschrecken, etwas abkühlen lassen und die Haut mit den Händen abstreifen. Die angegebene Menge abwiegen und in feine Stifte schneiden, den Rest kühl stellen und für Salat verwenden. Die Zwiebelhälfte abziehen und fein würfeln, zusammen mit den Rote-Bete-Stückchen in ein hohes Rührgefäß geben und mit einem Passierstab fein pürieren. Pfeffer, Salz, Zitronensaft, Muskat und Buttermilch dazugeben und alles gründlich verquirlen. Den Drink mit Süßstoff abschmecken und mit Schnittlauch bestreuen. Dazu paßt Knäckebrot.

Wenn Sie ein Rezept mit Roten Beten zubereiten möchten, dann kochen Sie gleich etwas mehr, so daß die Menge noch für einen Salat reicht.

Alle Rezepte für 1 Person

Hauptmahlzeiten

Bunter Paprikaeintopf mit Reis

10 g Eiweiß, 11 g Fett, 51 g Kohlenhydrate 58 mg Harnsäure, 346 kcal

200 g Paprikaschoten (rot, gelb und grün gemischt, geputzt)
100 g Karotten, 100 g Zucchini
1/2 kleine Zwiebel (10 g)
1 kleines Stückchen Knoblauchzehe
1 TL Olivenöl (5 g)
500 ml Gemüsebrühe (aus Instantpulver)
1/2 TL getrocknete Kräuter der Provence
2 EL Naturreis (30 g Rohgewicht)
1 kleines Lorbeerblatt
2 Wacholderbeeren
weißer Pfeffer, Salz
1 EL feingewiegte Petersilie
1 EL saure Sahne, 10 % Fett (25 g)

Unter Diätmargarine versteht man eine rein pflanzliche Margarine, die besonders reich an essentiellen Fettsäuren und somit diätetisch wertvoll ist.

Paprikaschoten, Karotten und Zucchini waschen, putzen und in feine Streifen schneiden. Die Zwiebel und die Knoblauchzehe abziehen und fein würfeln. In einem Topf das Öl erhitzen und die Zwiebel- und Knoblauchwürfel darin kurz andünsten. Das Gemüse dazugeben und unter gelegentlichem Umrühren bei mäßiger Hitze gründlich andünsten. Mit der Brühe aufgießen, Käuter der Provence, Lorbeerblatt und Wacholderbeeren zufügen und das Ganze aufkochen lassen. Den Reis unterrühren, dann den Eintopf zugedeckt bei milder Hitze 20 Minuten kochen, bis der Reis gar ist. Die Wacholderbeeren und das Lorbeerblatt entfernen, den Eintopf mit Pfeffer und Salz abschmecken, mit Petersilie bestreuen und die saure Sahne darauf geben.

Brokkolicremesuppe mit Croûtons

19 g Eiweiß, 11 g Fett, 50 g Kohlenhydrate 215 mg Harnsäure, 376 kcal

300 g Brokkoli, Salz
1/2 kleine Zwiebel (10 g)
1 TL Diät- oder Pflanzenmargarine (5 g)
1 gehäufter EL Weizenvollkornmehl (20 g)
50 ml Milch
500 ml Gemüsebrühe (aus Instantpulver)
weißer Pfeffer
geriebene Muskatnuß
2 Scheiben Vollkorntoastbrot (à 25 g)

Den Brokkoli waschen, putzen und in mundgerechte Stücke schneiden. Etwa 1 Liter Wasser mit etwas Salz aufkochen, den Brokkoli hineingeben, zugedeckt bei mäßiger Hitze 10 Minuten garen. Die

Zwiebel abziehen und fein würfeln. In einem zweiten Topf die Margarine erhitzen, die Zwiebelwürfeln darin hell andünsten, das Mehl darüberstäuben und unter Rühren kurz anschwitzen. Den Topf vom Herd nehmen und die Milch einrühren, bis ein dicker Brei entsteht. Den Topf wieder auf den Herd setzen und den Mehlbrei unter Rühren anschwitzen, dann die Brühe mit einem Schneebesen gründlich unterrühren. Die Sauce 6–7 Minuten unter Rühren leise durchköcheln lassen. Den Brokkoli mit einer Schaumkelle herausnehmen und in die weiße Sauce geben. Das Ganze mit einem Passierstab grob pürieren, je nach Konsistenz noch etwas Brokkolibrühe hinzufügen, das Ganze mit Pfeffer, Muskat und Salz abschmecken und nochmals aufkochen. Das Brot toasten, in Würfelchen schneiden und bei Tisch auf die Suppe streuen.

Gulaschsuppe mit Gemüse

26 g Eiweiß, 26 g Fett,
31 g Kohlenhydrate
213 mg Harnsäure, 471 kcal

100 g Kartoffeln
1 rote Paprikaschote, geputzt (150 g)
1 Karotte (ca. 75 g)
1 Zwiebel (50 g)
1 kleine Knoblauchzehe
100 g mageres Rindfleisch zum Schmoren (z. B. Mittelbug)
1 EL Sonnenblumenöl (10 g)
weißer Pfeffer, Paprikapulver edelsüß
getrockneter Thymian, Majoran und Oregano
1 Spritzer Zitronensaft
etwas Kümmel
500 ml Gemüsebrühe (aus Instantpulver)
1 TL Tomatenmark
2 EL saure Sahne, 10 % Fett (50 g)

Die Kartoffeln waschen, schälen und in kleine Würfel schneiden. Die Paprikaschote waschen, putzen und ebenfalls fein würfeln. Die Karotte waschen, putzen und in feine Scheiben schneiden. Die Zwiebel und die Knoblauchzehe abziehen und fein würfeln. Das Fleisch ebenfalls würfeln. In einem Topf das Öl erhitzen, das Fleisch darin von allen Seiten scharf anbraten, bis es Farbe genommen hat, dann die Zwiebel- und Knoblauchwürfel dazugeben und goldgelb braten. Die Gewürze untermischen, dann etwas Brühe angießen und den Ansatz unter Rühren etwa 3 Minuten durchkochen lassen. Das Gemüse und die restliche Brühe hinzugeben und das Ganze zugedeckt bei mäßiger Hitze weitere 20 Minuten garen. Das Tomatenmark einrühren, die Suppe abschmecken und die saure Sahne als Klecks darauf setzen.

Alle Rezepte für 1 Person

Diese Gulaschsuppe können Sie gut auf Vorrat in einer größeren Menge zubereiten. Gehen Sie beispielsweise von 3 Mahlzeiten aus und verwenden Sie 500 g Fleisch. Die anderen Zutatenmengen erhöhen sich entsprechend.

Alle Rezepte für 1 Person

Brokkolisalat mit Käse und Schinken

28 g Eiweiß, 16 g Fett,
9 g Kohlenhydrate
191 mg Harnsäure, 299 kcal

300 g Brokkoli (geputzt)
Salz
1/2 kleine Zwiebel (10 g)
2 EL Apfelessig
weißer Pfeffer
geriebene Muskatnuß
1 Tropfen Süßstoff
1 TL Sonnenblumenöl (5 g)
1 TL feingewiegte Petersilie
2 Scheiben Gouda, 45 % F. i. Tr. (40 g)
1 Scheibe gekochter Schinken
ohne Fettrand (25 g)

Zum Brokkolisalat paßt sehr gut Toast oder frisches Baguette. Er eignet sich ideal als leichtes Abendessen. Die Kochflüssigkeit können Sie für eine Suppe verwenden.

Den Brokkoli waschen und putzen. Von den dicken Stielen die Haut mit einem spitzen Messer abziehen, dann die Stiele in mundgerechte Stücke teilen. Den Rest in Röschen teilen. 1 Liter Wasser mit etwas Salz aufkochen und den Brokkoli hineingeben. Zugedeckt 5–7 Minuten kochen, dann mit einer Schaumkelle herausnehmen und zum Abtropfen in ein Sieb geben. Die Zwiebel abziehen und fein würfeln, dann in eine Salatschüssel geben. Essig, Pfeffer, Muskat und Salz dazugeben, alles gründlich verrühren und mit Süßstoff abrunden. Dann das Öl daruntermischen und den noch warmen Brokkoli dazugeben. In der Marinade vorsichtig wenden und etwa 5 Minuten durchziehen lassen. Den Käse und den Schinken in feine Streifen schneiden, unter den Brokkoli mischen und den Salat noch weitere 5 Minuten durchziehen lassen. Lauwarm servieren.

Spinatgratin mit Mozzarella

23 g Eiweiß, 18 g Fett,
49 g Kohlenhydrate
135 mg Harnsäure, 451 kcal

250 g Kartoffeln (geschält)
150 g Blattspinat
weißer Pfeffer
geriebene Muskatnuß, Salz
1 TL Diät- oder Pflanzenmargarine
1 EL Weizenvollkornmehl
3 EL Milch
100 ml Gemüsebrühe (aus Instantpulver)
3 Scheiben Mozzarella, 45 % F. i. Tr. (45 g)
1 TL grobgewiegte Mandeln (5 g)

Die Kartoffeln waschen, schälen und in dünne Scheiben hobeln. Den Spinat waschen, die harten Stiele von den Blättern schneiden und die Blätter auf ein Sieb geben. Mit kochendheißem Wasser überbrühen, abtropfen lassen und in eine Schüssel geben. Mit Pfeffer, Muskat und

Salz würzen. In einem Topf die Margarine erhitzen, das Mehl darübergeben, unter Rühren hell anschwitzen, den Topf vom Herd nehmen und die Mehlschwitze mit Milch ablöschen. Alles zu einem glatten Brei verrühren, wieder auf die Herdplatte setzen und die Brühe unter Rühren hinzugeben. Die Sauce klumpenfrei verrühren und unter weiterem Rühren 5 Minuten leise köcheln lassen. Mit Pfeffer, Muskat und Salz abschmecken. Den Backofen auf 180 °C vorheizen. Die Kartoffelscheiben abwechselnd mit Blattspinat in eine flache, hitzefeste Form einschichten, so daß das Ganze wie ein Schachbrettmuster (gelb-grün im Wechsel) aussieht und die Sauce darüber verteilen. Den Mozzarella darauf verteilen und das Gratin zugedeckt auf mittlerer Einschubleiste etwa 25 Minuten garen. Dann offen noch 5 Minuten gratinieren.

Spaghetti mit Tomaten-Champignon-Sauce

22 g Eiweiß, 14 g Fett,
57 g Kohlenhydrate
159 mg Harnsäure, 440 kcal

60 g Vollkornspaghetti (Rohgewicht)
Salz, 200 g Fleischtomaten
1 kleine Zwiebel
1 kleine Knoblauchzehe
1 TL Weizenkeimöl oder Sonnenblumenöl
1/2 TL getrocknete Kräuter der Provence
weißer Pfeffer
1 Spritzer Zitronensaft, Süßstoff
125 g frische Champignons
1 EL feingewiegte Petersilie
2 EL geriebener Parmesan (20 g)

Etwa 700 Milliliter Wasser aufkochen, die Spaghetti und etwas Salz hineingeben und die Spaghetti zugedeckt bei mäßiger Hitze etwa 10 Minuten nach Packungsanweisung garen. Inzwischen die Tomaten mit kochendheißem Wasser überbrühen, häuten und den Stielansatz jeweils herausschneiden. Die Tomaten würfeln. Die Zwiebel und die Knoblauchzehe abziehen und fein würfeln. In einem Topf das Öl erhitzen, die Zwiebel- und Knoblauchwürfel darin kurz andünsten, dann die Tomatenwürfel dazugeben und unter Rühren andünsten. Die getrockneten Kräuter untermischen und das Ganze mit einem Passierstab grob pürieren. Mit Pfeffer, Zitronensaft, Salz und etwas Süßstoff abschmecken. Die Champignons waschen, putzen, blättrig schneiden und dazugeben. Die Sauce zugedeckt etwa 5 Minuten köcheln lassen. Die Spaghetti auf ein Sieb schütten, mit zwei Gabeln auflockern, gut abtropfen lassen und mit der Tomatensauce anrichten. Die Petersilie und den Käse darüberstreuen.

Alle Rezepte für 1 Person

Achten Sie beim Einkauf von Pflanzenmargarine auf den Zusatz »reich an essentiellen Fettsäuren« oder »linolsäurereich« oder auf den Begriff »Diät«.

Alle Rezepte für 1 Person

Forelle mit Salat

36 g Eiweiß, 18 g Fett,
39 g Kohlenhydrate
281 mg Harnsäure, 463 kcal

1 ganze Forelle (200 g küchenfertig, mit Kopf und Schwanz, eßbarer Anteil ohne Haut ca. 150 g)
2 EL Zitronensaft
weißer Pfeffer
Salz
1 EL Butter (10 g)
3 EL grobgewiegte Petersilie
Für den Salat:
250 g kleine Kartoffeln
1/2 kleine Zwiebel
2 EL Apfelessig
1 Msp. mittelscharfer Senf
1 EL Weizenkeimöl oder Sonnenblumenöl (10 g)
50 g Feldsalat

In der Regel verwenden wir für die Rheumakost statt Butter nur Pflanzenmargarine mit essentiellen Fettsäuren. Butter sollte man aber wegen ihres unvergleichlich en Geschmacks nicht ganz aus der Küche verbannen.

Die Forelle innen und außen kalt abspülen, trockentupfen und innen und außen mit Zitronensaft einreiben. Kurz durchziehen lassen, dann wieder gut abtupfen und mit Pfeffer und Salz würzen. Den Backofen auf 180 °C vorheizen. Die Butter erwärmen, ein Stück Alufolie leicht damit einstreichen, den Rest mit der Petersilie mischen und in den Fisch füllen. Die Forelle sorgfältig in die Alufolie einschlagen, die Ränder gut verschließen, damit keine Flüssigkeit austreten kann, dann das Päckchen auf die mittlere Einschubleiste des Backofens legen und den Fisch etwa 20 Minuten garen. Inzwischen die Kartoffeln waschen, knapp mit Wasser bedeckt etwa 15–20 Minuten garen. Die Zwiebelhälfte abziehen und fein würfeln. Zusammen mit Essig, Pfeffer, Salz und Senf in eine Salatschüssel geben und gründlich verrühren. Das Öl daruntermischen. Den Feldsalat waschen, putzen und in der Marinade wenden. Die Kartoffeln abgießen, abschrecken, pellen, etwas abkühlen lasssen und dann in Scheiben schneiden. Vorsichtig unter den Feldsalat heben. Den Fisch aus der Folie nehmen.

Goldbarschfilet auf Fenchelgemüse

37 g Eiweiß, 22 g Fett,
48 g Kohlenhydrate
284 mg Harnsäure, 544 kcal

3 EL Naturreis (Rohgewicht 45 g)
200 g Fenchel mit Grün
1 TL Diät- oder Pflanzenmargarine (6 g)
weißer Pfeffer
Salz
1/2 TL getrockneter Thymian
200 g frisches Goldbarschfilet (ersatzweise Rotbarschfilet)
1–2 EL Zitronensaft

Paprikapulver edelsüß
1 EL Weizenvollkornmehl (15 g)
1 EL Weizenkeimöl oder
Sonnenblumenöl (10 g)

Etwa 100 Millliter Wasser in einem kleinen Topf aufkochen, den Reis hineingeben, aufkochen lassen, dann zugedeckt bei milder Hitze etwa 20 Minuten ausquellen lassen. Inzwischen den Fenchel waschen, putzen, die Stiele mit dem Grün kleinschneiden und die Knolle in Streifen schneiden. In einem zweiten Topf die Margarine erhitzen und das Gemüse unter gelegentlichem Umrühren etwa 3 Minuten andünsten, dann mit Pfeffer, Salz und Thymian würzen und zugedeckt bei schwacher Hitze weitere 5 Minuten dünsten. Das Fischfilet kalt abspülen, trockentupfen und rundherum mit Zitronensaft einreiben. Kurz durchziehen lassen, dann sorgfältig abtupfen und mit Pfeffer, Paprika und Salz würzen. Rundherum mit Mehl bestäuben. In einer beschichteten Pfanne das Öl erhitzen und das Fischfilet von beiden Seiten rasch anbraten, dann wieder vorsichtig wenden und auf jeder Seite in etwa 3 Minuten bei milder Hitze fertigbraten.

Roter Heringssalat mit Pellkartoffeln

20 g Eiweiß, 17 g Fett, 42 g Kohlenhydrate 195 mg Harnsäure, 405 kcal

150 g kleine Rote-Bete-Knollen,
gekocht und geschält
weißer Pfeffer
Salz
1 EL Zitronensaft
1/2 TL mittelscharfer Senf
Süßstoff
1 Zwiebel (50 g)
1 Filet Bismarckhering (ca. 70 g)
2 EL saure Sahne, 10 % Fett (50 g)
1 EL Schnittlauchröllchen
200 g kleine Kartoffeln

Die Roten-Bete-Knollen gründlich waschen, dabei abschrubben und die Stiel- und Wurzelenden abschneiden. Berücksichtigen Sie, ob Sie am nächsten Tag ebenfalls gekochte Rote Bete benötigen und kochen Sie diese gleich mit. Die Knollen in einen Topf geben, knapp mit Wasser bedecken und je nach Größe bis zu 1 Stunde kochen, nach dem Aufkochen die Hitze reduzieren. Zwischendurch eine Garprobe machen. Die gegarten Knollen auf ein Sieb schütten, kalt abschrecken und etwas auskühlen lassen. Dann die Haut mit den Händen (Vorsicht, färbt ab!)

Alle Rezepte für 1 Person

Für zahlreiche Warmgerichte ist Butter in kleinen Mengen vertretbar. Als Aufstrichfette sollten Sie hochwertige Pflanzenmargarine (Diätmargarine) oder Halbfettmargarine verwenden.

Alle Rezepte für 1 Person

abstreifen, Reste mit einem Messer wegschneiden. Die benötigte Menge in feine Stifte schneiden, die übrigen Roten Beten zugedeckt bis zum nächsten Tag kühlstellen. Die Rote-Bete-Stifte in eine Schüssel geben, mit Pfeffer, Salz, Zitronensaft und Senf mischen und mit Süßstoff abschmecken. Die Zwiebel abziehen, fein würfeln und untermischen. Das Ganze einige Minuten durchziehen lassen. Das Heringsfilet in feine Streifen schneiden und untermischen. Die saure Sahne zusammen mit dem restlichen Zitronensaft und dem Schnittlauch verrühren und darunterheben. Den Salat zugedeckt durchziehen lassen. Inzwischen die Kartoffeln waschen, ungeschält knapp mit Wasser bedeckt in etwa 20 Minuten garen. Heiß zum Heringssalat servieren.

Fischgerichte sind in jeder Form bei der Ernährung wichtig.

Pellkartoffeln, Kräuterquark und Rote-Bete-Salat

23 g Eiweiß, 3 g Fett,
56 g Kohlenhydrate
85 mg Harnsäure, 353 kcal

250 g kleine Kartoffeln
Salz
200 g Rote Bete (gekocht und geschält)
1 kleine Zwiebel (20 g)
1 kleine Knoblauchzehe
weißer Pfeffer
2 EL Apfelessig
1–2 Tropfen Süßstoff
1 Prise grobgemahlener Kümmel
nach Belieben
100 g Magerquark
2 EL gerührter Magermilchjoghurt (50 g)
1 EL saure Sahne, 10 % Fett (25 g)
3 EL frische feingewiegte Kräuter
(Schnittlauch, Dill, Kerbel)

Die Kartoffeln waschen, abbürsten und knapp mit Wasser bedeckt und zusammen mit etwas Salz etwa 20 Minuten zugedeckt garen. Von den gekochten Roten Beten die Haut mit den Händen abstreifen, Rest mit einem Messer wegschneiden, dann die Knollen in feine Scheiben oder Streifen schneiden und in eine Schüssel geben. Die Zwiebel und die Knoblauchzehe abziehen und fein würfeln. Die Hälfte der Zwiebelwürfel zusammen mit Salz, Pfeffer, Essig, Süßstoff und Kümmel zu den Roten Beten geben und das Ganze locker vermengen. Die restlichen Zwiebelwürfel und den Knoblauch unter den Quark mischen, den Joghurt und die saure Sahne sowie die Kräuter unterrühren und die Quarkmischung mit Pfeffer und Salz abschmecken. Die Kartoffeln abgießen und zusammen mit dem Salat und dem Quark heiß servieren.

Anhang

Rezeptverzeichnis

Literaturquellen

Adam, Olaf: Entzündungshemmende Ernährung bei rheumatischen Erkrankungen. Ernährungs-Umschau 6/94, Seite 222–225.

Adam, Olaf: Diät und Rat bei Rheuma und Osteoporose. Ein praxisorientierter Leitfaden. Hädecke Verlag, Weil der Stadt, 1994.

Adam, Olaf: Ernährung als adjuvante Therapie bei chronischer Polyarthritis. Z. Rheumatol. 52/1993, Seite 275–280.

Bürger, Babette et alt: Ernährung und Osteoporose. Ernährungs-Umschau, 1/1993, Seite B 1–B 4.

Carlsson, Sonja: Die neue große Tabelle der Kalorien und Nährstoffe. Urania-Verlag, Berlin, 1996.

Carlsson, Sonja: Symptome, Ursachen und Therapie von Osteoporose. Kochpraxis und Gemeinschaftsverpflegung 3/1993, Matthaes-Verlag, Stuttgart.

Carlsson, Sonja: Teufelskreis Rheuma. Kneipp-Blätter, 3/1994, Seite 82–84.

Copper, Kenneth H.: Ratgeber Osteoporose. Mosaik-Verlag, München, 1990.

Kluthe, Reinhard/Kasper, Heinrich: Fleisch in der Ernährung. Supplement zur Aktuellen Ernährungsmedizin. Thieme-Verlag Stuttgart, 1994.

Renner, Edmund/Renz-Schauen, Anna: Nährwerttabellen für Milch und Milchprodukte. Verlag M. Drathen, Gießen, 1994.

Sandmann, Harald: Bedeutung einzelner Nahrungsbestandteile für rheumatoide Arthritis – Literaturanalyse. Aktuelle Ernährungsmedizin Band 21, Heft 3/1996, 136–145.

VFED: Linderung für Rheumatiker. Kochpraxis und Gemeinschaftsverpflegung 12/94, Seite 5, Matthaes-Verlag, Stuttgart.

Wessel, Gerhard: Schmerz bei rheumatischen Erkrankungen. Kneipp-Blätter, 5/1996, Seite 138–141.

Zöllner, Nepomuk: Diät bei Gicht und Harnsäuresteinen. Falken-Verlag , Niedernhausen, 1990.

Adressen, die weiterhelfen

Deutsche Gesellschaft für Ernährung e. V. (DGE), Im Vogelgesang 40, 60488 Frankfurt am Main, Tel.: 069-97 680 30

Deutsche Rheuma-Liga, Bundesverband e. V., Rheinallee 69, 53173 Bonn, Tel.: 0228-35 54 25

Bundesverband der AOK, Kortrijker Str. 1, 53177 Bonn, Tel.: 0228-84 30

Kaufmännische Krankenkasse – KKH – Ersatzkasse, Hindenburgstr. 43–45, 30175 Hannover, Tel.: 0511-280 20